U0283001

caFFR在冠脉介入诊疗中的应用

主编 杨 清 霍云龙 王 清 董劭壮

科学出版社

北 京

内 容 简 介

本书共三章，第一章详细叙述了冠脉造影血流储备分数（caFFR）的临床应用，包括基于造影的功能学检测技术的发展，基于造影的功能学指标——caFFR、caFFR测量系统标准操作、caFFR测量系统操作细节规范、caFFR测量系统临床适应证、caFFR测量系统培训、caFFR临床研究介绍、冠脉微循环功能及冠脉造影微循环阻力指数、其他冠脉生理学评估参数；第二章介绍了19个caFFR临床应用经典病例；第三章为caFFR疑问与解答。全书汇集了caFFR应用的全部内容，具有较强的指导性和临床可操作性。

本书内容全面，图文并茂，条理清晰，临床实用性强，适用于心脏病专科医师、研究生、医疗器械工程师及研究人员阅读参考。

图书在版编目（CIP）数据

caFFR 在冠脉介入诊疗中的应用 / 杨清等主编 . —北京：科学出版社，2024.5
ISBN 978-7-03-078444-5

Ⅰ.①c⋯ Ⅱ.①杨⋯ Ⅲ.①冠状动脉造影－应用－冠状血管－动脉疾病－介入性治疗 Ⅳ.① R543.305

中国国家版本馆 CIP 数据核字（2024）第 087286 号

责任编辑：路　弘 / 责任校对：张　娟
责任印制：师艳茹 / 封面设计：龙　岩

科学出版社 出版
北京东黄城根北街 16 号
邮政编码：100717
http://www.sciencep.com

三河市春园印刷有限公司印刷
科学出版社发行　各地新华书店经销
*

2024 年 5 月第 一 版　开本：787×1092　1/16
2024 年 5 月第一次印刷　印张：13
字数：300 000

定价：108.00 元
（如有印装质量问题，我社负责调换）

编者名单

主　编　杨　清　霍云龙　王　清　董劭壮

副主编　黄进勇　孙佩伟　郭一凡

编　委（以姓氏笔画为序）

王　清　天津医科大学总医院

王海涛　秦皇岛市中医医院

冯韵迪　苏州润迈德医疗科技有限公司

齐　振　苏州润迈德医疗科技有限公司

许　聪　苏州润迈德医疗科技有限公司

孙佩伟　天津医科大学总医院

杨　清　天津医科大学总医院

杨正霞　苏州润迈德医疗科技有限公司

吴成程　天津医科大学总医院

吴宪明　天津医科大学总医院

孟新民　天津医科大学总医院

郭一凡　天津医科大学总医院

黄龙飞　天津医科大学总医院

黄进勇　天津医科大学总医院

董劭壮　天津医科大学总医院

霍云龙　深港产学研基地

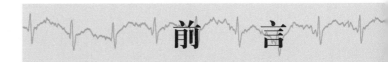

前　言

　　中国冠心病患者数量呈逐年增长趋势，且逐渐向年轻化发展。我国经皮冠脉介入术（PCI）历经近40年的高速发展，已经成为年PCI量最多的国家之一，同时随着冠脉介入器械和技术的不断创新与进步，我们也逐渐从模仿发展到自主创新，开始引领PCI发展的方向。在高速发展的同时，我们也要正视存在的问题与局限，在面对每一例冠心病患者时，必须认真思考以下几个问题：是否需要介入治疗？如何进行介入治疗？介入手术完成后的效果如何？然而冠脉CT和冠脉造影等影像学证据显然不能全面评估并准确回答上述问题。随着冠心病精准诊疗时代的到来，精准评估和规范治疗成为冠心病介入治疗发展的主旋律。其中，冠脉功能学发挥着巨大作用，冠脉血流储备分数（FFR）是诊断冠状动脉狭窄导致心肌缺血的重要功能学指标，用于精准指导PCI临床决策的制订。

　　20多年来，随着一系列里程碑式研究结果陆续公布，一次次验证了FFR指导的冠脉介入策略选择，可以真正改善患者的长期预后，同时节约大量医疗资源。目前，多个指南、共识均推荐使用FFR指导对冠心病患者临界病变进行血运重建。然而，受有创介入、充血状态保持、数据漂移、操作时间长、成本较高等诸多不利因素的影响，导丝测量的FFR在导管室并未受到广泛应用。我们很高兴地看到由苏州润迈德医疗自主研发的基于冠脉造影图像，利用优化血流动力学计算得到的冠脉造影血流储备分数（caFFR）已在2019年通过国家药品监督管理局（NMPA）认证，正式进入临床领域。caFFR基于冠脉造影图像合成三维血管模型，匹配实时主动脉压力测量，使用心肌梗死溶栓治疗临床试验（TIMI）计帧法计算血流速度，通过自主创新的计算流体力学算法在3min内获取FFR值，可用于PCI术前诊断、术中指导和术后评估。该方法不改变现有手术流程，操作简单，易于学习，大大缩短了FFR测量时间，降低了技术操作风险及患者不适，具有安全、高效、精准、简便等特点。自caFFR产品上市4年多以来，已在全国300多家医院正式推广使用，并获得了众多临床专家的一致认可，同时与国内外多个大型临床中心进行科研合作，相关学术成果已发表在各大期刊。

　　虽然caFFR已被众多临床专家认可，并逐渐成为基于造影的冠脉功能学的金标准，但国际上尚缺少对caFFR的定义、临床路径、诊断标准的统一意见。天津医科大学总医院联合国内专家，历经长时间筹备最终编写本书，对caFFR进行全方位的介绍和总结，其中不仅涵盖了caFFR技术的操作步骤、适应证、注意事项、临床结果介绍，而且还收集了多个经过严格筛选的经典病例，几乎囊括了所有caFFR应用场景。不仅如此，近年来大家越发关注的非充血态冠脉生理学评估及基于造影的其他功能学指标在本书中也有所涉猎和介绍。在本书的最后我们就caFFR技术的疑问进行了详细解答。真切希望本书能对广大同道有所裨益，也让更多的冠心病患者从中获益。

祝愿在众多临床专家的共同带领下，进一步推动我国冠脉功能学评价的临床应用和研究创新，早日进入冠心病精准诊疗新时代！

天津医科大学总医院
杨　清
2024年3月

目 录

第一章 caFFR临床应用

第一节 基于造影的功能学检测技术的发展

基于压力导丝测量冠脉血流储备分数（fractional flow reserve, FFR）存在着一定的技术和普及难点，近年来，基于CT（如美国HeartFlow公司开发的FFRCT、润迈德公司开发的FlashCT FFR）、冠脉造影（如润迈德公司开发的caFFR、Medis公司开发的QFR和Cathworks公司开发的FFR$_{angio}$）、光学相干断层成像（如博动医疗OFR）、血管能超声（如博动医疗UFR）等基于影像学评估功能学缺血的检测技术逐渐发展，并被推向市场。由于冠脉造影是诊断冠状动脉狭窄和形态的金标准，故基于冠脉造影的FFR技术成为临床诊断冠心病的精确手段。造影FFR通常利用TIMI帧数法获得冠状动脉（以下简称冠脉）的血流速度，确定边界条件。但是，为了让临床医师及时做出临床判断、减少介入手术风险，部分造影FFR计算技术（如QFR和FFR$_{angio}$）通常采用简化理论模型或经验公式来处理数据，这样就会忽略很多有用信息，如非线性项、狭窄入口压力变化和狭窄下游涡流等，从而导致计算精度降低，总体准确度在86%～92%，临界病变（0.75≤FFR≤0.85）准确度在73%～86%。

计算流体力学（computational fluid dynamics, CFD）算法可以精确得到极其复杂问题的流场内各个位置上的基本物理量分布，以及这些物理量随时间的变化情况。但是，在冠脉血管的层流计算中，现有的CFD模型通常需要0.5～2.0h的计算时间，这限制了CFD模型的临床应用。润迈德caFFR产品技术（图1-1-1），推出了一个新的优化计算流体力学模型，结合实时主动脉压监测系统，用于心外膜下冠脉血流计算。通过分区计算、网格优化和非线性项迭代优化等多种技术，在确保CFD模型计算精度的前提下，该模型将计算速度提高了2个数量级。在进行冠脉血管的层流计算时，应用该技术仅需要15～30s即可完成，故该技术可实时有效地应用于造影FFR诊断和PCI术后评价。caFFR技术在2018年底完成了多中心临床研究（6家医院330例患者）。双盲对照临床研究显示，与雅培（Abbott）公司压力导丝测量的FFR对比，caFFR准确度达到了95.7%，敏感度和特异度分别为90.4%和98.6%。产品caFFR在临界病变区域（0.75≤FFR≤0.85）的准确度为90%，精准性高于其他商业化的基于冠脉造影FFR测量产品（图1-1-1）。

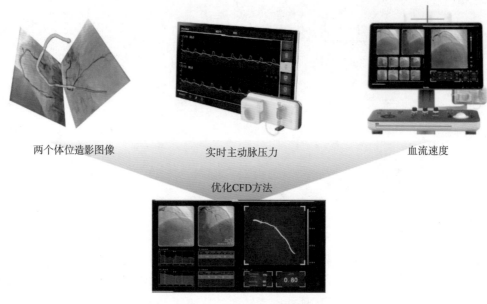

两个体位造影图像　　　　　实时主动脉压力　　　　　血流速度

优化CFD方法

图1-1-1　caFFR计算原理

（杨　清　霍云龙　郭一凡）

参 考 文 献

［1］Koo B K, Erglis A, Doh J H, et al. Diagnosis of ischemia-causing coronary stenoses by noninvasive fractional flow reserve computed from coronary computed tomographic angiograms. Results from the prospective multicenter DISCOVER-FLOW（Diagnosis of Ischemia-Causing Stenoses Obtained Via Noninvasive Fractional Flow Reserve）study［J］. J Am Coll Cardiol, 2011, 58（19）: 1989-1997.

［2］Min J K, Leipsic J, Pencina M J, et al. Diagnostic accuracy of fractional flow reserve from anatomic CT angiography［J］. JAMA, 2012, 308（12）: 1237-1245.

［3］Yang L, Xu L, He J, et al. Diagnostic performance of a fast non-invasive fractional flow reserve derived from coronary CT angiography: an initial validation study［J］. Clin Radiol, 2019, 74（12）: 973.e1-973.e6.

［4］Westra J, Andersen B K, Campo G, et al. Diagnostic performance of in-procedure angiography-derived quantitative flow reserve compared to pressure-derived fractional flow reserve: The FAVOR II Europe-Japan Study［J］. J Am Heart Assoc, 2018, 7（14）: e009603.

［5］Pellicano M, Lavi I, De Bruyne B, et al. Validation study of image-based fractional flow reserve during coronary angiography［J］. Circ Cardiovasc Interv, 2017, 10（9）: e005259.

［6］Gutiérrez-Chico J L, Chen Y, Yu W, et al. Diagnostic accuracy and reproducibility of optical flow ratio for functional evaluation of coronary stenosis in a prospective series［J］. Cardiol J, 2020, 27（4）: 350-361.

［7］Yu W, Tanigaki T, Ding D, et al. Accuracy of intravascular ultrasound-based fractional flow reserve in identifying hemodynamic significance of coronary stenosis［J］. Circ Cardiovasc Interv, 2021, 14（2）: e009840.

［8］林虹. 血管内超声在冠心病介入治疗中的应用［J］. 广西医学, 2005, 027（003）: 318-320.

［9］Xu B, Tu S X, Qiao S B, et al. Diagnostic accuracy of angiography-based quantitative flow ratio measurements for online assessment of coronary stenosis［J］. J Am Coll Cardiol, 2017, 70（25）: 3077-3087.

［10］Fearon W F, Achenbach S, Engstrom T, et al. Accuracy of fractional flow reserve derived from coronary angiography［J］. Circulation, 2019, 139（4）: 477-484.

［11］Huo Y, Finet G, Lefevre T, et al. Which diameter and angle rule provides optimal flow patterns in a coronary bifurcation?［J］. J Biomech，2012，45（7）：1273-1279.

［12］Finet G，Huo Y L，Rioufol G，et al. Structure-function relation in the coronary artery tree：from fluid dynamics to arterial bifurcations［J］. Eurointervention，2010，6：J10-J15.

［13］Feng Y D，Liu J，Fan T T，et al. Vertebral artery stenoses contribute to the development of diffuse plaques in the basilar artery［J］. Front Bioeng Biotechnol，2020，8：168.

［14］Li J P，Gong Y J，Wang W M，et al. Accuracy of computational pressure-fluid dynamics applied to coronary angiography to derive fractional flow reserve：FLASH FFR［J］. Cardiovasc Res，2020，116（7）：1349-1356.

［15］霍云龙. 冠脉生理学检测技术发展2021年研究进展［J］. 医用生物力学，2022，37（3）：389-394.

第二节 基于造影的功能学指标——caFFR

caFFR（coronary angiography-derived fractional flow reserve）通过冠脉造影血流储备分数测量系统（Flash Angio System）测量而得。该系统由Flash Anigo工作站和一次性使用有创压力传感器Flash Pressure组成。工作站与血管造影机通过网络连接，实现图像实时传输，Flash Pressure专用压力传感器作为实时主动脉压监测系统入口，通过连接三通实时采集主动脉压力波形，自动匹配造影图像；传感器具有无线传输、高压保护、防造影剂逆流、一键自动排气及校零功能。Flash Angio系统可自动提取Flash Pressure获得的患者实时造影状态下的压力波形曲线，相比于采用固定压力计算，该方式可以有针对性地模拟受试患者特定冠脉内流体力学状态，从而计算出精确结果。尤其对于缺血程度处在灰区（$0.75 \leqslant FFR \leqslant 0.85$）患者的精确诊断具有重要价值。

一、caFFR系统介绍

冠脉造影血流储备分数（caFFR）应用于心内科介入导管室，该系统基于影像学，应用优化设计流体力学模型，结合实时主动脉压力、流速等参数得到。其中每一步骤都会对最终结果产生不同程度的影响，关系到最终的诊断准确性，特别是在临界数值附近，错误的结果会使医师做出错误的临床诊断，影响患者预后，因此规范化操作至关重要。这就要求我们规范caFFR操作流程、获得准确可靠的结果以供医师参考。冠脉造影血流储备分数测量系统由Flash Anigo工作站（图1-2-1）和Flash Pressure一次性使用有创压力传感器组成（图1-2-2）。

Flash Pressure压力传感器可以实时采集主动脉压力，自动匹配造影图像，具有一键自动排气、校零功能，具备高压保护功能，可防止造影剂逆流。

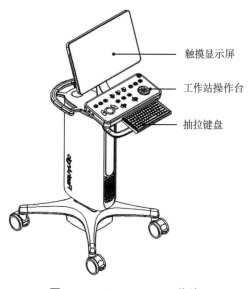

触摸显示屏

工作站操作台

抽拉键盘

图1-2-1 Flash Angio工作站

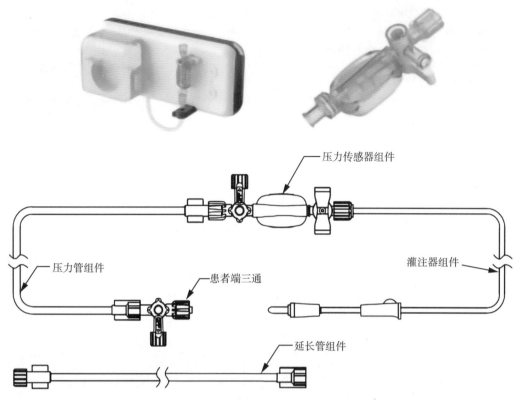

图 1-2-2　Flash Pressure 一次性使用有创压力传感器

二、caFFR 导管室布局

冠脉造影血流储备分数（caFFR）应用于心内科介入导管室，其布局如图 1-2-3 所示，仅限于与润迈德公司的一次性使用有创压力传感器配合使用，可基于冠脉造影影像计算

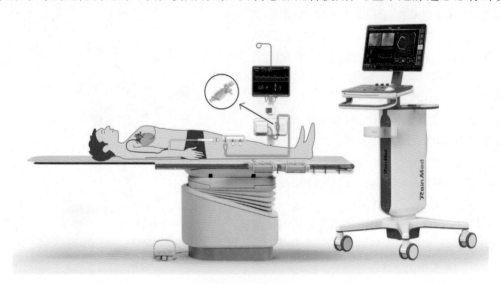

图 1-2-3　导管室布局

caFFR。工作站与血管造影机通过网络连接，实现图像实时传输，同时术中连接一次性使用有创压力传感器，实时采集患者的主动脉压力波形，最后通过优化设计流体力学模型，得到冠脉生理学参数caFFR辅助临床决策。

（王　清　郭一凡　冯韵迪）

第三节　caFFR测量系统标准操作

一、caFFR系统操作流程（图1-3-1）

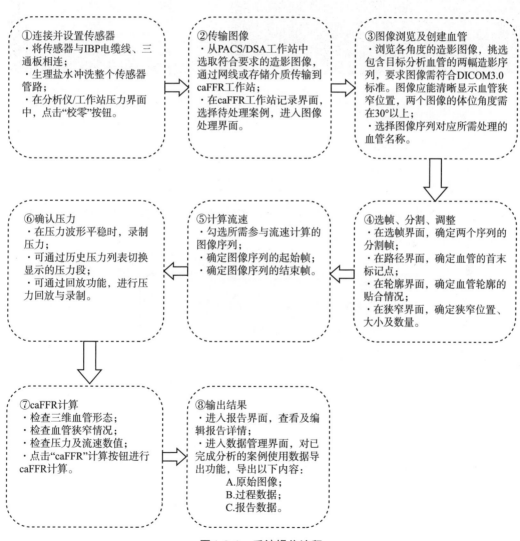

图1-3-1　系统操作流程

二、caFFR系统测量造影要求（图1-3-2）

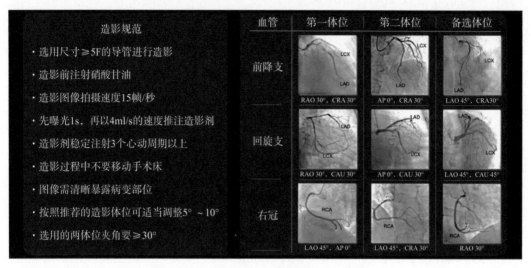

造影规范	血管	第一体位	第二体位	备选体位
·选用尺寸≥5F的导管进行造影 ·造影前注射硝酸甘油 ·造影图像拍摄速度15帧/秒 ·先曝光1s，再以4ml/s的速度推注造影剂 ·造影剂稳定注射3个心动周期以上 ·造影过程中不要移动手术床 ·图像需清晰暴露病变部位 ·按照推荐的造影体位可适当调整5°～10° ·选用的两体位夹角要≥30°	前降支	RAO 30°，CRA 30°	AP 0°，CRA 30°	LAO 45°，CRA30°
	回旋支	RAO 30°，CAU 30°	AP 0°，CAU 30°	LAO 45°，CAU 45°
	右冠	LAO 45°，AP 0°	LAO 45°，CRA 30°	RAO 30°

图 1-3-2　造影要求

三、caFFR系统操作步骤

（一）开机

长按系统操作键盘左上角的电源按钮，如图1-3-3所示，当按钮灯变为绿色常亮状态时，代表设备处在开机状态。

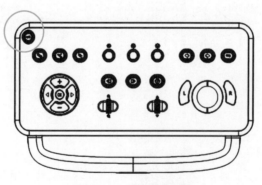

图 1-3-3　系统操作键盘

（二）用户登录

工作站正常启动后，软件将自动打开；在登录窗口输入正确的用户名及密码，点击"登录"后可进行正常操作，如图1-3-4所示。

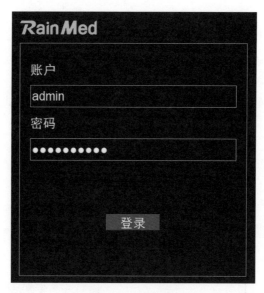

图1-3-4　用户登录

（三）新建病历

新建临时病历：在"新建窗口"点击"新建"按钮，系统将创建空白病历，可在该病历中进行压力采集和图像导入等操作，如图1-3-5所示。

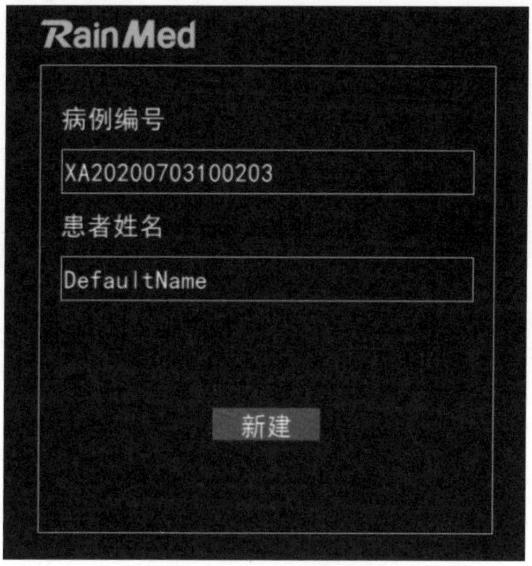

图1-3-5　新建病历

通过局域网推送图像：从PACS/DSA系统中，选取符合本产品要求的造影图像，通过网络传输到工作站中（网络推送需将caFFR系统与PACS或DSA系统进行局域网连接）。

通过DVD光驱、USB接口、本地磁盘导入图像点击"▣"按钮，选择对应存储路径下符合本产品要求的造影图像，进行手工导入。

（四）连接传感器与冠脉功能测量系统

将固定夹固定在病床或输液架上，与患者保持同一水平位置，将caFFR专用传感器按图1-3-6箭头方向嵌入固定夹。

将Flash Pressure专用传感器与IBP信号输入线缆按图1-3-7方式进行连接。

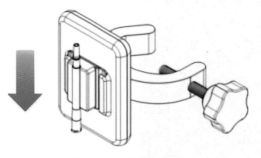

图1-3-6　固定传感器

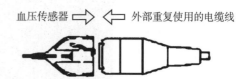

血压传感器 ⇨　⇦ 外部重复使用的电缆线

图1-3-7　传感器与IBP信号输入线连接

（五）连接传感器与压力通道

将caFFR专用传感器传输管路A的患者近端与手术多联通道连接；取掉caFFR专用传感器患者近端三通阀的无孔堵帽，连上医院传感器通道（图1-3-8）。

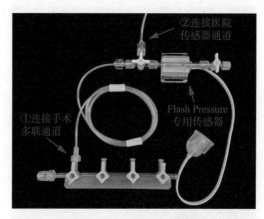

②连接医院传感器通道

①连接手术多联通道

Flash Pressure专用传感器

图1-3-8　连接压力通道

（六）传感器排水校零

传感器排水校零如图1-3-9所示，将专用传感器的三通阀旋至图1-3-9A状态，提示医师及护士按常规流程对医院的传感器进行排水校零；将专用传感器的三通阀、单通阀旋至图1-3-9B状态，对专用传感器进行排水，待管路中无肉眼可见气泡时即排水完成；排水完成后保持三通、单通阀状态如图1-3-9C所示，即为连通大气状态；点击冠脉功能测量系统软件界面的压力标签按钮及压力界面底部校零按钮进行校零；软件显示"校零成功"信息后，将专用传感器的三通、单通阀旋至图1-3-9D位置。

将手术多联通道上对应通道的三通阀旋至图1-3-10位置,使传感器与患者血管相通,进行压力记录。

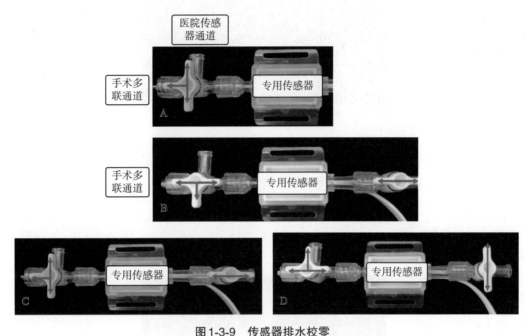

图1-3-9　传感器排水校零

A.医院传感器排水校零；B.专用传感器排水；C.连通大气；D.关闭大气

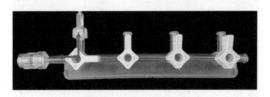

图1-3-10　多联三通阀旋

注意:校零时请确保专用传感器与医院传感器、患者腋中线处于同一水平面;若校零不成功或显示压力不正常,重复上述步骤。

(七)压力录制

待传感器接收稳定压力数据后,系统会自动录制主动脉压曲线并存入历史压力列表中,标签为Auto;点击"▣"按钮,系统将当前压力界面显示的压力波形录制下来,存入历史压力记录中,标签为当前血管名称;点击"历史压力记录▣"按钮,在弹出的历史压力记录表中,查看或切换压力数据,被选中的压力数据,标签将改为对应的血管名称;选中压力标签,在Note输入框中输入信息后,点击"√"按钮,可对选中的压力标签进行备注,如图1-3-11所示。

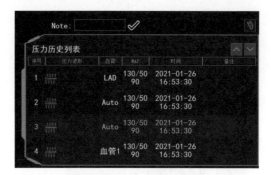

图1-3-11　历史压力记录

（八）浏览图像及创建血管

新建病历后，点击"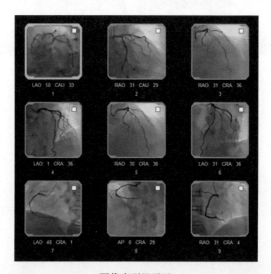"图像处理标签，系统进入浏览界面，如图1-3-12所示，单击图像序列显示区中的图像序列，可切换至图像显示区进行播放浏览；双击图像序列，或勾选

图像序列显示区

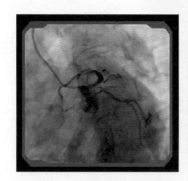

无效状态

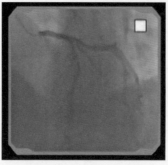

正常状态

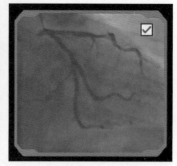

选中状态

图1-3-12　图像浏览

序列右上角勾选框,选中需要进行处理的图像。

点击"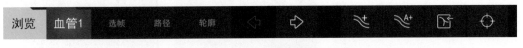"创建血管,或"⇨"下一步按钮,完成创建血管,如图1-3-13所示,进入选帧界面。

| 浏览 | 血管1 | 选帧 | 路径 | 轮廓 | ⇦ | ⇨ | ≈+ | ≈A+ | ↪ | ✛ |

图1-3-13 血管创建

（九）图像选帧

使用快捷键盘"⬦",或者长按图像显示区右侧的帧数标签块上下拖动,调节两个体位的图像帧数,确保此帧数下能清晰地暴露病变的位置,同时尽量使血管处在舒展状态;确认所有序列的帧数后,点击"⇨"下一步按钮,进行路径标记。

（十）路径标记

进入路径界面,分割功能自动启用,使用鼠标左键或触屏,在血管路径的起始点、结束点上设置标记点,系统将根据标记点生成绿色血管中心线,如图1-3-14所示。

各体位选取首末位置应保持一致,长按标记点移动,可改变标记点位置,增加标记点可改变中心线位置;分割完成后点击下一步按钮,进入轮廓调整界面并自动描绘标记段血管的轮廓线。

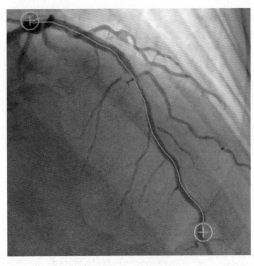

图1-3-14 路径选取

（十一）轮廓调整

进入血管轮廓调整界面,如图1-3-15所示,轮廓调整工具自动启用,用户可通过轮廓调整工具对血管轮廓进行调整。

将轮廓工具的蓝圈放置于所需调整的轮廓上,点击鼠标左键或蓝圈边的"-"缩小轮

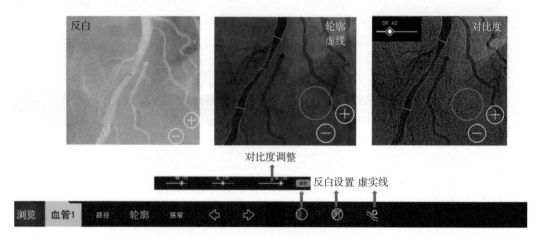

图1-3-15　轮廓调整

廓, 点击鼠标右键或 "+" 放大轮廓。

使用快捷键盘 "Φ" 可以调整图像帧数, 同步查看上下帧图像。

长按鼠标右键拖动, 可放大缩小图像, 以调整轮廓工具蓝圈的覆盖范围; 调整完成后, 点击 "$\Rightarrow$" 下一步按钮, 进入狭窄界面。

同时通过图像反白、虚实线、对比度调整工具, 提高轮廓调整的精度。

（十二）狭窄确认

首先进行二维狭窄确认。

用户可长按拖动狭窄标示线上的蓝色滑块, 调整狭窄区间, 如图1-3-16所示。

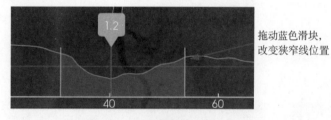

图1-3-16　狭窄确认

点击菜单对应按钮, 可实现添加、删除、移动狭窄标识线。

完成二维狭窄确认后, 点击下一步按钮, 进行三维狭窄确认, 如图1-3-17所示。

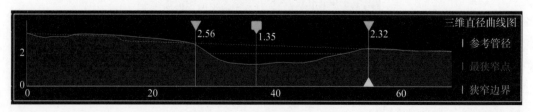

图1-3-17　三维直线曲线图

注：红色虚线为整根管径趋势线，目的是采用移动平均的方法，防止由于某处管径急剧变化导致结果偏差过大，真实带入算法计算的为红色虚线对应的纵坐标的数值。

用户可用相同的操作在三维直径曲线上进行添加、删除、移动狭窄标识线，如图1-3-18所示。

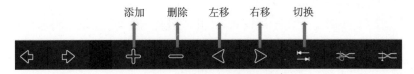

图1-3-18　三维曲线修改

如狭窄涉及管径变化较大时，可点击"✂"调整参考管径，或点击"✂"指定血管处真实管径。

点击任一狭窄标记线，选中该狭窄；点击"参考管径✂"按钮，切换标记点位置，管径趋势线也将改变；点击任一狭窄标记线，选中该狭窄，点击"指定管径✂"按钮，切换标记点状态，指定管径曲线作为计算参数，如图1-3-19所示。

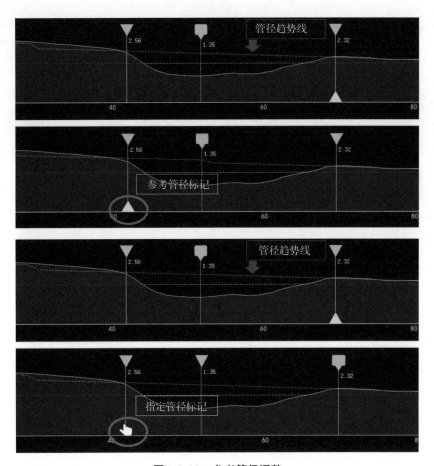

图1-3-19　参考管径调整

（十三）流速计算

系统自动选取分割所用的体位并计算出流速；用户可在红框①图像序列显示区中，勾选新的图像序列，参与流速计算。

选中序列调整帧数，当造影剂流至分割标记起点位置，点击红框②中的"起始帧"按钮，当造影剂流至分割标记结束点位置，点击"结束帧"按钮，系统将自动计算流速，如图1-3-20所示。

完成流速计算，点击下一步按钮，进行压力确认。

针对caIMR计算需至少3个体位进行流速平均减少误差。

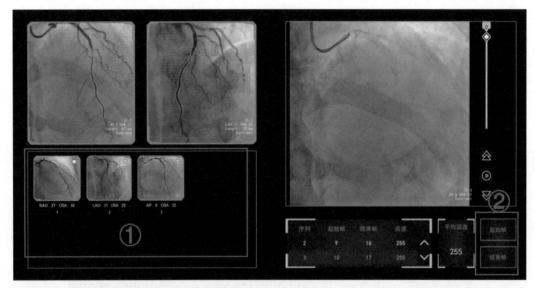

图1-3-20　流速计算

（十四）压力确认

点击"🔖"按钮，系统将弹出历史压力列表；每个压力标签含压力波形、血管、MAP、时间及备注，点击对应压力数据即可切换压力，当前选中的压力将用于本次计算。

点击"▶"按钮可追溯手术期间整个时间段的压力波形，防止意外情况下系统未自动录制，此时可在回放功能菜单中进行操作，选取相应时间节点进行手动录制。

完成压力确认后，点击"⇨"下一步按钮，进入计算界面。

（十五）计算caFFR

点击结果显示区中的流速值或压力值，可进入流速或压力界面进行参数确认；点击"计算"按钮，进行caFFR计算，计算完成后，在结果显示区给出数值，如图1-3-21所示。

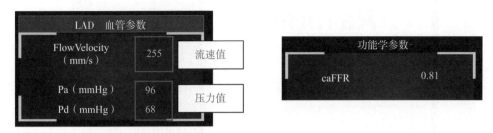

图1-3-21 caFFR计算

计算完成后会生成相应的直径曲线图、狭窄数据表；如图1-3-22所示，在直径曲线图中会实时显示光标悬停位置的坐标；在直径曲线图上点击任意位置可移动白色标记竖线，并且界面右下角的caFFR值会实时显示白色标记线所在位置的caFFR值（相当于压力导丝中的回撤动作）。

点击"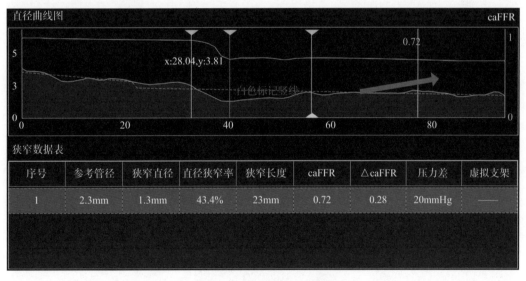"手动截图按钮，系统将截取计算结果，存入报告图片列表中。

点击"　"血管重命名按钮，可对当前血管名称进行修改；点击"　"下一步按钮，进入报告界面。

狭窄数据表

序号	参考管径	狭窄直径	直径狭窄率	狭窄长度	caFFR	△caFFR	压力差	虚拟支架
1	2.3mm	1.3mm	43.4%	23mm	0.72	0.28	20mmHg	—

图1-3-22 直径曲线图、狭窄数据表

（十六）报告编辑

报告如图1-3-23所示，分为基本信息及测量结果。

测量结果包括文字及截图，用户可点击右侧报告图片列表中对应血管测量结果图片，使其在报告中显示或隐藏。

通过菜单栏，进行报告的预览打印，保存，导出，点击"　"退出案例按钮，退出案例分析，进入记录界面。

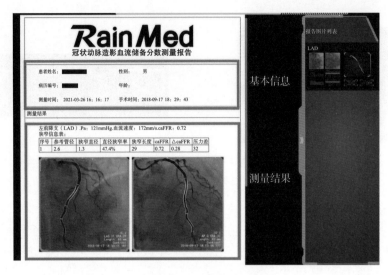

图 1-3-23　测量报告

（十七）数据备份

数据备份如图1-3-24所示, 在记录界面, 选中所需病例, 点击"▣"导出数据按钮, 按系统流程操作将病例数据进行导出备份。

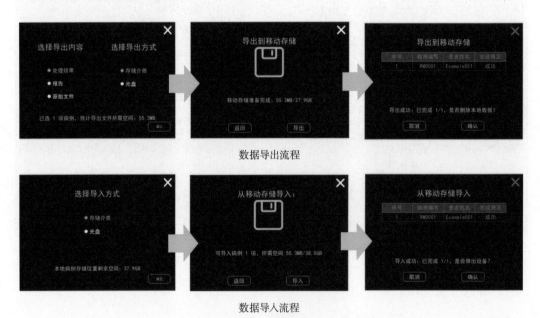

数据导出流程

数据导入流程

图 1-3-24　数据备份

点击"▣"导入数据按钮, 按系统流程操作, 可将本系统导出的备份数据进行导入操作。

（十八）关闭设备

通过软件关机：鼠标左键依次单击右下角"设置"→右上角"关机"按钮，等到显示屏变黑后，将网电源插头从网电源插座拔出。工作站显示屏上弹出对话框，对话框内要求选择是否关机，点击"yes"后等待系统关闭，等到显示屏变黑后，将网电源插头从网电源插座拔出。

按键关机：长按电源按钮＞5s，直到电源状态指示灯由绿色变成黄色，等到显示屏变黑后，将网电源插头从网电源插座拔出。

（郭一凡　董劭壮　冯韵迪）

第四节　caFFR 测量系统操作细节规范

一、病变判断

①判断病变部位，要多体位仔细观察，并综合判断；②只看选中的体位，很有可能会因个别病变被遮挡，从而导致处理错误。

示例说明（图1-4-1）：如图1-4-1A所示，图像观察可见LAD中段第一对角支分叉后有狭窄；图1-4-1B所示，图像观察可见LAD远段第二对角支分叉后有狭窄。实际上，图1-4-1A和图1-4-1B为同一根血管图像，因为角度原因，导致不同体位狭窄暴露不充分。

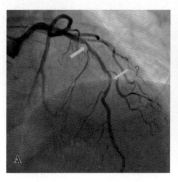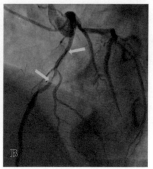

图1-4-1　病变识别

二、分割帧的选取

①优先选择血管舒张末期、病变暴露清晰的一帧图像进行分割；②如果舒张末期血管不清晰，则选择靠近舒张末期血管轮廓及病变清晰的一帧；③若病变处于较远端，则优先考虑病变位置造影剂充盈帧，近端位置参考其他体位，如图1-4-2所示。

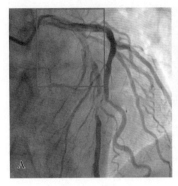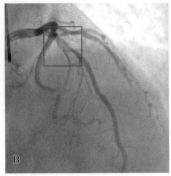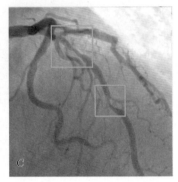

图1-4-2　分割帧确认

A.造影剂不充盈，血管轮廓模糊；B.LAD狭窄被其他分支血管遮挡；C.两处狭窄均能很好地暴露且轮廓清晰

三、分割路径终点设置

①分割路径终点至少越过病变出口20mm处；②优先选择血管远端有明显特征的点，例如RCA分割路径终点一般选择在后侧支后；③保证二维分割血管长度一般在80mm左右，分割路径终点管径＞1.5mm，如图1-4-3所示；④将二维分割的图像进行三维合成的目的是获取三维长度，以避免偏心性病变，获取真实的三维管腔。

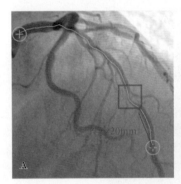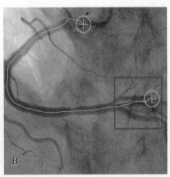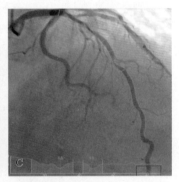

图1-4-3　分割路径终点设置

四、增加路径标记点

标记点增加如图1-4-4所示，设置完分割路径起点、终点后，若目标血管与其他血管有

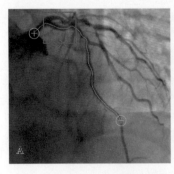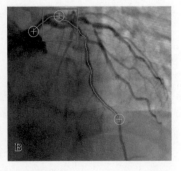

图1-4-4　标记点增加

交错重叠,可能会使系统分割的绿色血管中心线偏离(图1-4-4A);此时需在正确的血管部位单击增加标记点(图1-4-4B),系统将会自动修正绿色血管中心线的路径;路径标记点可任意添加多个,但建议间距>10mm。

五、轮廓线调整

需确认血管边缘轮廓贴合度,如有偏差需使用轮廓工具手工调整。具体规则如下:①保证轮廓外部没有黑色的阴影,轮廓内部没有白色的空缺;②两个体位狭窄位置不一致时,按狭窄严重一侧的病变位置对两边进行调整。

示例说明如图1-4-5所示:图1-4-5A满足规范要求;图1-4-5B红圈中轮廓直径偏大;图1-4-5C红圈中轮廓直径偏小。

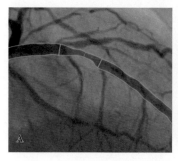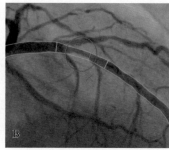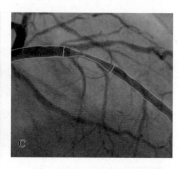

图1-4-5　轮廓线调整

六、针对分叉段的处理

如图1-4-6所示,在血管分支段的轮廓要参考分支前后的血管,平滑过渡;有明显血管异常扩张或造影剂不充盈时需根据前后正常血管平滑过渡。

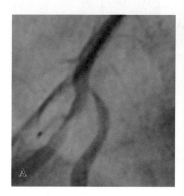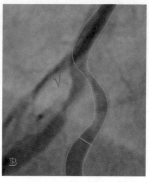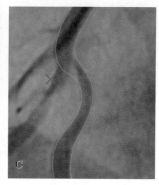

图1-4-6　分叉段轮廓调整

七、狭窄段

(1)两个体位分割完成后,每处狭窄的3根标识线应互相对应(蓝线为狭窄入口和出口,红线为最狭窄处)。

示例解读(图1-4-7):如图1-4-7A体位所示,可见LCX中段长病变,直径最窄处离病变入口较近;图1-4-7B体位中红色直径最窄标识线明显与图1-4-7A不符,图1-4-7C与图1-4-

7A一致,因此图1-4-7A、图1-4-7C为狭窄对应正确的两个体位。

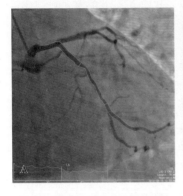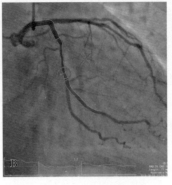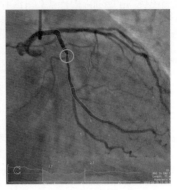

图1-4-7　LCX狭窄段对应

（2）两个体位狭窄数量对应；两个体位分割完成后,狭窄数量应确保一致。

示例解读（图1-4-8）：如图1-4-8A体位所示,可见LAD中段、远段两处病变,认为此血管为串联病变（两处病变距离5mm以上,QCA规则为管腔的3倍）；图1-4-8B体位只见LAD远段一处病变,图1-4-8C可见中段、远段两处病变,因此图1-4-8A、图1-4-8C为狭窄对应正确的两个体位。

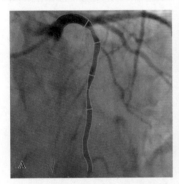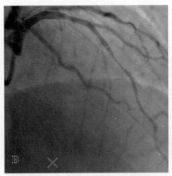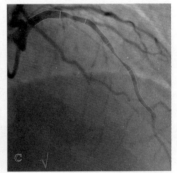

图1-4-8　LAD狭窄段对应

八、参考管径选取原则

由于血管分叉或其他情况导致管径在一段长度内急剧变化,血管参考管径应遵循以下原则,如图1-4-9所示。

（1）普通病变（狭窄入口到狭窄出口内无分支,或分支管径不超过主支2/3及分支管径<2mm时）以狭窄出口管径作为正常血管参考管径（图1-4-9A）。

（2）如果狭窄入口到狭窄出口之间有大的分支血管（分支管径超过主支2/3,或分支管径>2mm时）,取狭窄入口管径作为正常血管参考管径（图1-4-9B）。

（3）主支植入支架后导致的分支开口狭窄,测量分支caFFR时以分支狭窄出口为参考线,狭窄入口位置放到主支与分支的交叉点（图1-4-9C）。

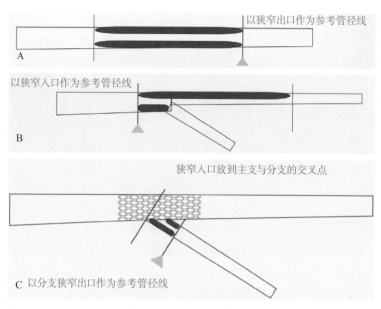

图1-4-9　参考管径选取

九、流速计算规则

计算规则如图1-4-10所示：①选择起始帧时，若前一帧造影剂未流出，后一帧流出，建议选择前一帧；结束帧与起始帧选取标准要一致（如图1-4-9A与图1-4-9B，选择图1-4-9A）。②结束帧选择时需要造影剂充盈血管，达到血管直径的2/3（如图1-4-9A与图1-4-

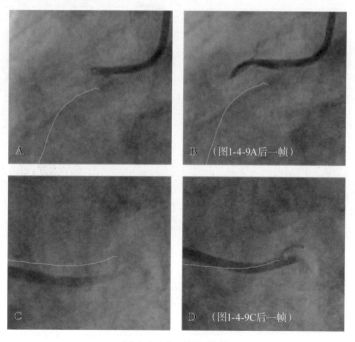

图1-4-10　流速计算

9C，均为造影剂流出血管前一帧）。

（郭一凡　董劲壮　杨正霞）

第五节　caFFR系统临床适应证

caFFR适用于冠脉造影目测冠状动脉管腔直径狭窄程度50%～90%的患者，适应证广泛，包括稳定型心绞痛、不稳定型心绞痛、心肌梗死急性期后的患者。

一、稳定型冠心病

对于稳定型冠心病患者，采取最佳药物治疗或PCI治疗获益程度的大小取决于心肌缺血的严重程度，对非缺血性狭窄进行PCI对患者可能是不利的。因此，评估稳定型冠心病患者的缺血程度，对于患者是否能从血运重建中获得最大益处至关重要。作为FFR被推荐等级最高（ⅠA级）的适应证，caFFR指导稳定型冠心病的治疗具有与FFR同样的指导规则。在没有心肌缺血的无创检查证据或无创性检查结果与病变血管支配区域不一致的情况下，推荐使用caFFR进行检测：当caFFR≤0.80时，推荐行PCI治疗，反之推荐最佳药物治疗（图1-5-1）。依靠功能学评估参数对心肌缺血程度进行判断可以规范临床介入操作。根据病变形态、尺寸、数量及严重程度的不同，稳定型冠心病还可分为临界病变（直径狭窄程度在40%～70%的病变）、串联病变、弥漫病变、左主干病变、分叉病变、多支病变等情况，caFFR均可以提供较高的诊断价值。

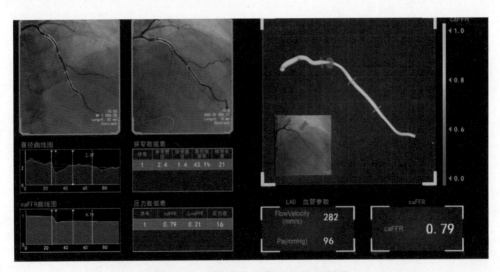

图1-5-1　测量单个病变caFFR示例图

（图中前降支近段狭窄caFFR为0.79，建议行PCI治疗）

（一）弥漫病变与串联病变

弥漫串联病变（diffuse disease, serial lesions）是指冠脉血管在造影下显示存在多处狭窄的长病变,常见有两种情况:弥漫性长病变和多个病变串联。

除了闭塞或次闭塞的冠脉血管外,通常静息状态的冠脉血流会基本保持恒定,但充血状态下的血流速度会由于狭窄程度的不同发生较大变化。充血状态下流速变化会导致多个狭窄之间压力分布受上下游狭窄的影响,而不能真实反映多个狭窄静息态下分别导致的压力差变化。caFFR可在测量血流储备分数的同时,模拟压力回撤曲线,计算最大充血状态下弥漫串联病变血管不同位置相比于冠脉口压力降低及狭窄前后的ΔcaFFR。类似于FFR,caFFR对串联病变的评估也是根据病变位置前后的压力差进行的,不同的是,当解除一个狭窄后,FFR需要再次使用压力导丝回撤测量剩余狭窄的压力差,而caFFR值及ΔcaFFR可同时得到,展示在同一界面中,供术者参考。

针对串联病变,caFFR可精准定位靶病变或靶区域,帮助医师找到影响血流的主要区域,从而进行罪犯病变的干预治疗,避免无功能学意义病变处支架植入,改善患者预后。如图1-5-2所示,caFFR测量同步显示caFFR变化曲线及各病变位置的前后压力差、ΔcaFFR。当病变血管的caFFR>0.80时,提示采用最佳药物治疗;当caFFR≤0.80时,根据caFFR结果界面中caFFR变化曲线及压力差、ΔcaFFR确定罪犯病变或区域,行PCI,具体规则为:ΔcaFFR越大,代表该位置/区域的病变对血流的影响越严重,建议优先处理;若病变的ΔcaFFR相同,则优先干预近端病变;术后可再次评估,直至caFFR>0.80。

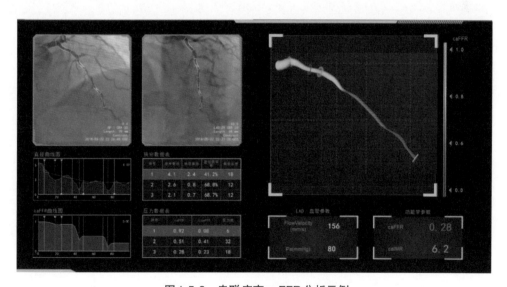

图1-5-2 串联病变caFFR分析示例

左下图为回撤曲线模拟图,压力数据表清晰记录每处狭窄

对于弥漫病变,处理大致同串联病变,但当弥漫病变无明显的压力差,呈现连续且持续的压力降时,如果caFFR>0.8,则建议采用最佳药物治疗;如果caFFR≤0.8时,建议通过压力曲线判定压力降明显的区域进行局域PCI治疗,狭窄平滑的,可使用长支架对整个区域进行PCI治疗或进行冠状动脉旁路移植术(CABG)。术后仅造影即可再次测量caFFR值及ΔcaFFR。冠脉造影血流储备分数测量系统的虚拟支架功能,如图1-5-3所示,通过PCI术前模拟支架植入后血管功能学改善情况,提供支架参数指导,辅助临床医师做出合理诊断。在此类复杂病变中,虚拟支架功能允许临床医师模拟多种不同的支架植入

方法,以确定最优的血流动力学结果。

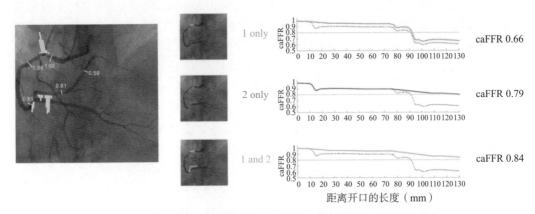

图1-5-3 虚拟支架功能预测不同支架植入测量血流动力学恢复结果

A. RCA有两个不同的压力损失区域;B.不同的支架植入策略;C.不同支架植入策略的生理结果预测

(二)分叉病变

由于血管分叉处血流动力学状况复杂,血液中脂质、颗粒等易在分叉处堆积,导致分叉病变在临床上较为常见。相较于非分叉病变,分叉病变介入治疗手术治疗更复杂,成功率也相对较低,靶血管治疗失败的风险增加。因此,需要准确的功能学评估方式帮助术者进行合适干预策略的选择。如图1-5-4所示,在分叉病变的造影评估中,最常应用的是Medina评分。在使用caFFR对分叉病变进行评估时,需将左主干分叉病变和非左主干分叉

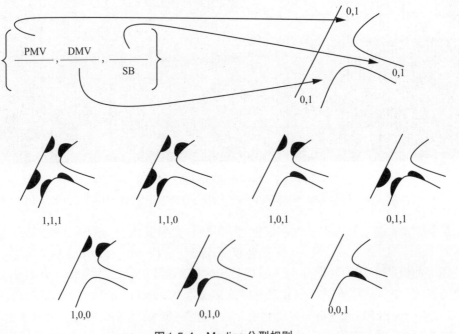

图1-5-4 Medina分型规则

PMV.主支近端;DMV.主支远端;SB.分支。1代表存在病变;0代表无病变

病变分开进行讨论。

对于非左主干分叉病变，由于主支近端的病变可能影响分支评估，分支的血流会受到主支的影响。因此caFFR可以评估主支的功能学缺血，以及单纯分支开口病变，并且分支需要足够重要，且病变相对局限，对于Medina分型0,0,1的分叉病变，判断单独的分支病变可以直接进行caFFR测量，评估的分支血管需直径>2mm、长度>40mm、病变长度<10mm，若主支或单纯分支开口病变的血管caFFR≤0.8，则进行主支干预，否则不予干预。若主支和分支都存在病变，可以通过caFFR模拟压力回撤曲线判断目标狭窄造成的功能学缺血程度，caFFR指导分支血运重建时，根据分支尺寸、供血面积及caFFR值制订干预策略（图1-5-5）。主支支架的植入可能会对分支造成拘禁效果，产生嵴移位、斑块移位。支架植入后，caFFR也可以进行残余病变的评估决定是否需要进一步的介入治疗，caFFR还可以

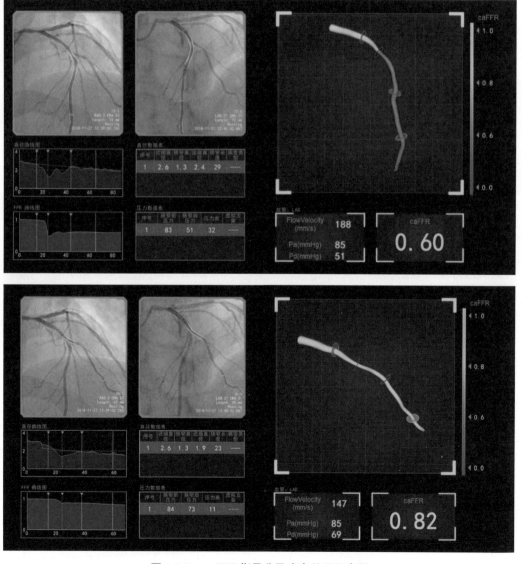

图1-5-5　caFFR指导分叉病变处理示意图

对术后恢复情况进行预测。当然,对于分支的干预治疗需要综合考虑血流获益及介入治疗可能带来的影响。caFFR无介入的诊断测量方式可以有效避免对血管内环境的人为损坏。

对于左主干分叉病变,由于左主干及其分支提供了心肌50%以上的供血,在左主干病变中诊断存在缺血和需要血运重建比在其他冠状动脉节段中更重要。其分支为左回旋支(LCX),分支缺血或急性闭塞即可引起重大临床事件。在左主干分叉病变中,LAD、LCX存在的狭窄也会对主干血流造成比较大的影响。根据Medina分型,若是1,1,0病变,且左主干病变和前降支(LAD)病变距离较近,即把这两个病变视为一个病变,测量LAD-caFFR值,如LAD-caFFR>0.80则给予药物治疗,LAD-caFFR≤0.80则进行血运重建。当左主干和前降支病变距离较远时,在前降支远端的caFFR结果反映两个病变叠加后对血流的影响,会高估左主干病变;如0.65≤LAD-caFFR<0.8,则可通过测量回旋支(LCX)的caFFR帮助评估左主干病变的严重程度,以0.8作为是否干预的临界值;如LAD-caFFR<0.65,则需先处理严重的前降支病变后再次测量caFFR值以评估左主干病变。而对于真分叉病变(Medina分型1,1,1),需要对LAD和LCX分别进行caFFR测试,如两支血管caFFR>0.8,则不予干预;若任意一支血管caFFR≤0.8,则先处理病变严重的血管,然后进行再次评估。

此外,caFFR对于指导Syntax评分较低的多支病变患者也具有明显优势,caFFR能够快速评价多支患病血管,而不需更换测量耗材或多余步骤,快速精准识别心肌缺血,从而对有缺血意义的病变进行干预。

(三)左主干病变

对于仅左主干存在病变,没有累及前降支及回旋支的情况,通常以0.80为临界值对病变进行策略指导;对于左主干病变合并单个分支病变的情况,可参考串联病变处理方法,对左主干及患病分支进行重建,若caFFR≤0.80,根据caFFR测量的压力梯度曲线判断左主干病变及分支病变的严重程度,选择压力差大的病变进行PCI介入处理;对于左主干病变合并前降支、回旋支的多个病变情况,以及左主干开口病变情况,还需要结合IVUS等影像学手段进行综合分析诊断。

(四)CABG

建议CABG前造影时行caFFR测量,仅对caFFR≤0.80的冠状动脉行CABG。caFFR测量对桥血管开通率有预测价值,特别是动脉桥。有研究表明,FFR数值越低,CABG后桥血管1年通畅率越高。同时caFFR也可指导桥血管血运重建,这与其指导冠脉病变血运重建方法相似,以0.8为界值进行介入治疗的评估。

(五)PCI术后评估

PCI术后caFFR值是评估PCI是否成功的一个有力指标,也是预测患者预后的一个独立影响因素。即PCI术后caFFR值越高,MACE事件率越低。通常PCI术后caFFR>0.9可作为评价支架植入术后效果良好的重要指标。而支架植入术后,支架两端caFFR差值,也是预测远期靶血管重建及支架再狭窄的有利因子。

（六）复杂病变

针对目标血管涉及以下复杂情况时，caFFR同样适用。

1.血管存在动脉瘤　局限性瘤样扩张，存在段≤10mm，异常扩张直径与正常管径段相差30%以内，不在该范围内血管排除。

2.血管存在冠脉夹层　A、B型夹层对血管血流动力学影响较小，可使用caFFR进行测定。

3.血管存在钙化　血管存在轻、中度钙化，即造影剂流通顺畅，造影显示钙化影不明显时，可进行caFFR测定；当血管存在重度钙化，造影剂流通不畅，造影见大量钙化影，此时血流动力学紊乱，caFFR禁用。

4.血管存在心肌桥　对于病变区域不涉及肌桥段的，选用造影图像舒张期测量caFFR，此类情况也仅适用于肌桥严重程度不高者，即收缩期和舒张期管径变化率小于40%，其他情况不在caFFR适用范围内。

5.支架再狭窄　尽管DES时代支架再狭窄率已显著减小，但DES再狭窄病变处理仍是介入领域棘手的问题。caFFR功能学评估可指导再狭窄病变的介入处理策略。

6.CTO病变　FFR对开通CTO病变预后有预测价值，当术后FFR≥0.90时，患者预后良好。与FFR类似，caFFR具有相似的诊断与预测性能。

二、急性冠脉综合征

相比而言，caFFR在急性冠脉综合征［ACS，包含不稳定型心绞痛，非ST段抬高型心肌梗死（NSTEMI），ST段抬高型心肌梗死（STEMI）］患者介入治疗中的作用有待进一步深入探究：不稳定型心绞痛接受造影的患者，大部分缺乏无创检查缺血证据，仅根据病史、心电图和心肌酶标志物进行诊断，caFFR测量标准与稳定型冠心病患者类似，可以帮助制订治疗方案；对于NSTEMI及STEMI而言，caFFR目前主要应用于非罪犯血管，明确的罪犯血管可以直接行PCI，不明确是否为罪犯血管或非罪犯血管的疑似缺血冠脉，可使用caFFR评估，但建议在罪犯血管处理完成1周后测量caFFR，以避免罪犯血管的血运重建围手术期对非罪犯血管功能学评估影响。

（郭一凡　董劭壮　杨正霞）

参 考 文 献

［1］De Bruyne B D，Pijls N H J，Kalesan B，et al. Fractional flow reserve-guided PCI versus medical therapy in stable coronary disease［J］. N Engl J Med，2012，367（11）：991-1001.

［2］Authors/Task Force members，Windecker S，Kolh P，et al. 2014 ESC/EACTS Guidelines on myocardial revascularization：The Task Force on Myocardial Revascularization of the European Society of Cardiology（ESC）and the European Association for Cardio-Thoracic Surgery（EACTS）Developed with the special contribution of the European Association of Percutaneous Cardiovascular Interventions（EAPCI）［J］. Eur Heart J，2014，35（37）：2541-2619.

［3］Nørgaard B L，Gormsen L C，Bøtker H E，et al. Myocardial perfusion imaging versus computed tomography angiography-derived fractional flow reserve testing in stable patients with intermediate - range coronary lesions：influence on downstream diagnostic workflows and invasive angiography findings［J］. J Am Heart Assoc，2017，6（8）：e005587.

［4］Nijjer S S, Sen S, Petraco R, et al. The instantaneous wave-free ratio（iFR）pullback: a novel innovation using baseline physiology to optimise coronary angioplasty in tandem lesions［J］. Cardiovasc Revasc Med, 2015, 16（3）: 167-171.

［5］Chen X, Gao Y, Lu B, et al. Hemodynamics in coronary arterial tree of serial stenoses［J］. PLoS One, 2016, 11（9）: e0163715.

［6］Huang X, Yin X P, Xu Y J, et al. Morphometric and hemodynamic analysis of atherosclerotic progression in human carotid artery bifurcations［J］. Am J Physiol Heart Circ Physiol, 2016, 310（5）: H639-H647.

［7］Huo Y, Wischgoll T, Kassab G S. Flow patterns in three-dimensional porcine epicardial coronary arterial tree ［J］. Am J Physiol Heart Circ Physiol, 2007, 293（5）: H2959-H2970.

［8］《中国冠状动脉血流储备分数测定技术临床路径专家共识》专家组. 中国冠状动脉血流储备分数测定技术临床路径专家共识［J］. 中国介入心脏病学杂志, 2019, 27（3）: 121-133.

［9］Lee H S, Kim U, Yang S, et al. Physiological approach for coronary artery bifurcation disease: Position statement by Korean, Japanese, and European Bifurcation Clubs［J］. JACC Cardiovasc Interv, 2022, 15（13）: 1297-1309.

［10］Botman C, Schonberger J, Koolen S, et al. Does stenosis severity of native vessels influence bypass graft patency? A prospective fractional flow reserve-guided study［J］. Ann Thorac Surg, 2007, 83（6）: 2093-2097.

［11］Glineur D, Boodhwani M, Poncelet A, et al. Comparison of fractional flow reserve of composite Y-grafts with saphenous vein or right internal thoracic arteries［J］. J Thorac Cardiovasc Surg, 2010, 140（3）: 639-645.

［12］Ai H, Zheng N X, Li L, et al. Agreement of angiography-derived and wire-based fractional flow reserves in percutaneous coronary intervention［J］. Front Cardiovasc Med, 2021, 8: 654392.

［13］Zhou Z Y, Zhu B Z, Fan F F, et al. Prognostic value of coronary angiography-derived fractional flow reserve immediately after stenting［J］. Front Cardiovasc Med, 2022, 9: 834553.

第六节　caFFR测量系统培训

一、对术者培训要求

术者临床经验丰富，对病变理解深刻，对冠脉造影血流储备分数测量系统中一些血管参数的识别更加准确，整个培训周期在1周左右，可分为初阶与进阶两个阶段进行，后续随着操作病例数的增加，对caFFR的理解会逐渐深刻（表1-6-1）。

表1-6-1　培训考核计划表

医务人员培训SOP-入院培训	
目的	针对产品相关知识，包括所处行业领域、产品特点、产品操作等产品相关内容进行有组织、有计划的培训，以达到使培训对象对产品具备必备的产品知识及操作能力的目的
对象	参与产品使用的医师、技师、护士等产品终端使用者
前期准备	1.培训前明确培训人数及可用于培训的时间、地点（确认好人数、角色类型、固定培训时间，尽量安排多人学习、防止轮班导致操作人员空缺）
	2.培训前确认好硬件设备及软件设备的完备；①市场定版软件；②带压力的练习、考核数据；③教学测试用传感器

续表

培训计划及考核标准

培训日程	序号	内容/课件	学习目标、目的	练习	考核及标准
第1天	1	安排科室会进行产品介绍、讲解科室会PPT	让医护人员更全面的了解产品，有利于实操培训的进展		1.掌握产品适应证和造影图像入排标准 2.掌握最优图像序列、最优帧、分割首末点规范、轮廓调整的规范 3.狭窄调整的规范、含狭窄是否被识别、狭窄是否对应 4.掌握流速、三维、压力中涉及的规范内容
	2	AS15caFFR产品操作规范（SOP）-1.0.6	全面详细讲解产品操作流程及规范		
	3	针对传感器连接进行实际演示	让培训人员熟练掌握传感器的正确连接方式		规定时间内可以正确连接传感器并完成传感器通道并联、排气校零等工作
	4	针对软件操作规范进行重点讲解并实际演示病例操作	巩固操作规范要点	提供5例简单演示病变供其练习	能够熟悉软件的操作流程
第2天	1	实际跟台指导并让学员上台实践	解决实际跟台中发生的问题，强调重点并纠正错误确保后续能持续补充学习	持续跟台供学员实操训练	评估学员是否已基本掌握产品操作流程
	2	针对RCA/LAD/LCX/病变进行单独演示重点和注意事项	让学员掌握不同血管的操作规范和技巧	提供各10例不同血管的病例供学员练习	
第3天	1	实际跟台演示并让学员上台实践	解决实际跟台中发生的问题、强调重点并纠正错误确保后续能持续补充学习	持续跟台供学员实操训练	评估学员是否已基本掌握产品操作规范
	2	针对分叉、串联、弥漫等复杂病变进行操作规范重点讲解	让学员掌握复杂病变的操作规范和技巧	提供各3例分叉、串联及弥漫病例供学员练习	
第4天	1	实际跟台指导并让学员上台实践	解决实际跟台中发生的问题，强调重点并纠正错误确保后续能持续补充学习	持续跟台供学员实操训练	评估学员是否已熟练掌握产品操作规范及对产品的基本维护能力
	2	对设备简单故障排查和处理进行讲解	让学员可以处理简单的故障问题		
第5天	1	和学员沟通，找出学员学习过程中的薄弱点、疑难点进行重点讲解	解决实际跟台中发生的问题，强调重点并纠正错误确保后续能持续补充学习	持续跟台供学员实操训练	
	2	考核传感器连接规范、软件操作			按照"实操综合能力验收标准"考核

实操综合能力验收标准

考核内容		标准		分值
项目一	传感器连接操作规范	连接位置是否正确	20	100
		排气是否排净	20	
		校零是否在腋中线水平位置	20	
		校零后三通阀是否旋转复位压力正常录入	20	
		检测压力正常录入	20	
项目二	软件操作规范	图像入排选择是否标准、最优帧的选取	20	100
		分割首末点规范	20	
		狭窄调整的规范、含狭窄是否被识别	20	
		狭窄对应、参考管径选取是否正确	20	
		流速计算规范	20	

（1）初阶：独立熟练完成caFFR测量系统软件操作，包括选图像、选帧数、确定病变、三维合成、流速计算等步骤。常规病变操作准确率在95%以上，可基本完成一些复杂病变的测量，如分叉病变、弥漫病变等。

（2）进阶：熟练掌握针对复杂病变操作的细节规范，应用复杂病变20例练习在规定时间完成且准确率在90%以上，同时针对复杂病变应用caFFR结果做临床解读。

实际冠脉介入手术过程中术者参与caFFR测量过程的场景并不多，主要由技师完成，本培训工作开展一方面是为了让临床医师充分了解caFFR产品，另一方面是为临床医师使用caFFR产品开展科研学术工作奠定技术基础。

二、对技师培训要求

通常导管室操作设备的人员为技师，所以对应的培训要求相对严格，不仅需要对软件有所了解，还需要对常规硬件故障进行排查定位并修复，整个培训周期分为初阶、进阶两个阶段进行。

（1）初阶：熟练完成冠脉功能测量系统临床操作，包括前期传感器连接、排水、校零、故障排除、工作站中数据分析一系列工作。

（2）进阶：对临床上整个系统流程完成时间控制在5min以内，且准确率＞90%，真正实现高效、便捷、准确。

（郭一凡　董劲壮　杨正霞）

第七节　caFFR临床研究介绍

caFFR自2018年4月获批创新医疗特别审批绿色通道以来，经过4年多的发展积累了大量临床证据并获得了诸多同行的认可与推荐。北京大学第一医院霍勇教授团队、李建平教授团队等于2018年12月完成了caFFR前瞻性多中心的临床研究。该研究在6家中心330例患者中，对比caFFR与雅培公司压力导丝测量的FFR的一致性，验证了caFFR在稳定型或不稳定型心绞痛患者中的适应性。结果表明caFFR与导丝FFR相比，诊断准确度为95.7%，是目前与传统导丝FFR一致性最高的计算FFR类产品，在FFR值为0.75～0.85的"灰色区域"的119个病变（占总队列的36%）中，caFFR获得了优异的特异度（97%）和阳性预测值（96%），同时保持了相对较好的敏感度（81%）、阴性预测值（87%）及总体诊断准确度（90%）；Christopher等为该研究撰写评论文章，认为caFFR技术与其他现有方法相比，速度更快，并且具有将实际血压测量值作为入口边界的理论优势，可以提高基于造影FFR的准确性。

针对老年冠心病患者的冠脉介入决策的制订，应更加充分地进行冠脉生理功能评估，干预具有缺血证据的病变，做出个体化治疗方案。艾虎教授团队通过分别对比caFFR在老年患者（≥65岁，75例）和非老年患者（<65岁，93例）中的准确性，验证了caFFR对老年冠心病患者具有同样好的诊断准确性和适用性，结合caFFR测量简便性优势，在老年患者中具有良好的应用前景。艾虎教授团队还验证了PCI手术前后caFFR与导丝FFR的一致性，并提出PCI术后caFFR<0.83是血管源性复合终点（VOCE）的最强预测因子。

霍勇教授团队测量了136例患者的159条血管PCI术后和9个月随访期后caFFR值，并记录晚期管丢失（LLL）和残余直径狭窄百分比（%DS）的数据，证明caFFR及支架前后caFFR差值可用于预测与PCI相关的心血管不良事件风险。香港大学深圳医院姚启恒教授团队开展了大规模的回顾性随访研究，纳入了2000余例患者，验证了caFFR对于临床策略的制订和目标血管MACE事件的发生具有显著的指导价值和预测价值。韩国三星医学中心联合葛均波院士团队验证了caFFR在STEMI患者罪犯血管PCI术后相比于导丝FFR，仍具有较高的一致性。孔祥清教授团队还以caFFR为功能学诊断标准，评价了临界病变中IVUS参数检测的准确性，用于开发检测功能性冠状动脉临界狭窄病变的IVUS衍生参数。中山医院葛均波院士团队发表了《基于支架前caFFR的GPS功能可以提供虚拟干预并预测生理和临床结果》的文章。研究首次验证caFFR系统能够突破性地进行手术方案规划和定位导航（GPS功能），这意味着，功能学诊断设备将实现功能升级，术者可直接在冠脉造影图像上观察血管压力降变化情况，精准定位罪犯病变及病变长度。在制订PCI植入策略时，通过虚拟支架能够前瞻性地预测术后效果，确定支架植入的数量和长度。此功能将突破功能学和影像学分离的局面，直观地为临床提供最优诊疗方案。与此同时，中山医院葛均波院士团队又使用2D-QCA、3D-QCA和caFFR对CZT-SPECT MPI预测心肌缺血的疗效进行比较，验证了caFFR在评估心肌缺血的权威地位。

caFFR技术于2019年获得欧盟CE认证及中国NMPA认证。FLASH Ⅱ是在中国范围内开展的上市后随机对照试验（ClinicalTrials.gov Identifier：NCT04575207），拟纳入2132例疑诊冠心病、稳定型心绞痛、不稳定型心绞痛及心肌梗死急性期后的患者，随机分组至caFFR指导组和导丝FFR指导组，通过12个月的随访，研究caFFR在临床诊断中的安全性和有效性，在指导患者治疗和预后方面相比于FFR是否具有非劣效临床效果，旨在促进计算功能学评估技术的临床推广和应用。

（郭一凡　董劭壮　齐　振）

参 考 文 献

［1］Li JP，Gong YJ，Wang WM，et al. Accuracy of computational pressure-fluid dynamics applied to coronary angiography to derive fractional flow reserve：FLASH FFR［J］. Cardiovasc Res，2020，116（7）：1349-1356.

［2］Wong CCY，Yong ASC. Flash-forward：the emergence of angiography-derived fractional flow reserve in the catheter laboratory. Cardiovasc Res，2020，116（7）：1242-1245.

［3］艾虎，郑耐心，李乐，等. 老年冠心病患者冠状动脉造影血流储备分数与导丝血流储备分数诊断价值的评价［J］. 中华老年医学杂志，2021，40（4）：459-463.

［4］Ai H，Zheng NX，Li L，et al. Agreement of angiography-derived and wire-based fractional flow reserves in percutaneous coronary intervention［J］. Front Cardiovasc Med，2021，8（342）：654392.

［5］Gong YJ，Feng YD，Yi TC，et al. Coronary angiography-derived diastolic pressure ratio［J］. Front Bioeng Biotechnol，2020，8：596401.

［6］Leung CK，Lam LY，Li KY，et al. Clinical value of computational angiography-derived fractional flow reserve in stable coronary artery disease［J］. J Cardiovasc Transl Res，2023，16（5）：1166-1176.

［7］Choi KH，Dai N，Li Y，et al. Functional coronary angiography-derived index of microcirculatory resistance in patients with S-segment elevation myocardial infarction［J］. JACC Cardiovasc Interv，2021，14（15）：1670-1684.

［8］Li MH，Cheang I，He Y，et al. Lesion length improves diagnostic accuracy of intravascular ultrasound for detecting functional intermediate coronary stenosis evaluated with coronary angiography-derived fractional flow reserve in non-left main artery［J］. Front Cardiovasc Med，2021，8：715514.

［9］Dai N，Tang XL，Chen ZW，et al. Pre-stenting angiography-FFR based physiological map provides virtual intervention and predicts physiological and clinical outcomes［J］. Catheter Cardiovasc Interv，2023，101（6）：1053-1061.

［10］Dai N，Qian B. TCT-305 comparison of 2D-QCA，3D-QCA and coronary angiography derived FFR in predicting myocardial ischemia assessed by D-SPECT［J］. J Am Coll Cardiol，2018，72（13）：13125-13126.

第八节　冠脉微循环功能及冠脉造影微循环阻力指数

一、冠脉微循环功能

心肌缺血是影响冠心病患者预后的重要因素，因此以改善缺血为目的的血运重建已经成为冠心病的标准治疗方案。冠状动脉由具有不同功能的3个部分组成。①心外膜下冠状动脉：血管内径0.5～5mm，主要功能是担负血流传导。②前小动脉：血管内径为0.1～0.5mm，主要功能是当心外膜冠状动脉灌注压或血流量发生改变时，通过血管舒缩稳定冠状小动脉的压力，其中近端前小动脉对于压力的变化敏感而远端前小动脉对于流量的变化敏感。③小动脉：血管内径<0.1mm，主要功能是根据心肌代谢的需求调节血管张力和血流量。其中前小动脉和小动脉构成了冠状动脉微血管，而任何节段的冠状动脉出现问题都会导致心肌缺血。

冠脉血流储备分数（fractional flow reserve，FFR）是评估心外膜下冠状动脉病变导致心肌缺血的诊断方法。而冠脉血流储备（coronary flow reserve，CFR）和微循环阻力指数（index of microcirculatory resistance，IMR）可用来评估心外膜冠状动脉无明显病变情况下的冠状动脉微循环状态。FFR和IMR的独立预测因素不同，且在反映大血管和微血管功能障碍时作用亦不同。FFR值正常的患者，如CFR低且IMR高则提示患者存在冠状动脉微循环障碍，预后不良。因此，联合使用功能学评估方法——FFR、CFR、IMR能够提高识别远期不良事件的能力。

尽管FFR已用于检测心肌缺血，且表明应用FFR指导功能学影响不明显的病变接受延迟PCI是安全的，但在FAMEⅡ研究中，14.6%的注册组患者（FFR>0.80且接受延迟PCI）仍存在心绞痛症状。心外膜下冠状动脉未见明显病变的情况下，CFR和IMR能够反映冠脉微循环状态。近期一项研究中提示低CFR和高IMR（明显的微循环障碍）是发生临床事件的高危因素。在FFR值正常的患者中，低CFR合并高IMR是远期不良事件最有力的预测因素。尽管冠脉造影无法评估冠脉微循环系统，但有创生理学检查能对微循环功能及微循环障碍做出判断。CFR、IMR均可通过温度稀释法测出，是特异性反映冠脉微循环状态的指标。

FFR已成为指导中度狭窄病变或临界病变临床决策的标准方法。然而，即使无须冠脉介入治疗的FFR值正常患者也可能因为合并微循环疾病或受弥漫性粥样硬化狭窄的影响而出现心肌缺血。通过检测CFR、IMR可提供更多鉴别缺血性心脏病原因的证据。为此联合使用功能学评估方案FFR、CFR、IMR能提高鉴别高风险患者的能力。

二、冠脉造影微循环阻力指数

近年来，心脏病学与流体力学专家致力于研发简单易行、可通过冠脉造影评价冠脉生理学的方法。冠脉功能测量系统（caFFR&caIMR）通过对造影数据的精准分析，结合实时采集的主动脉平均压，通过优化设计的流体力学算法精准计算得到冠脉造影微循环阻力指数（caIMR）。

血流储备分数（FFR）计算的本质是求解冠状动脉最大充血状态下远端与近端的压力差。冠脉功能测量系统可模拟计算最大充血状态下血管内各位置与冠脉口压力（P_a）hyp的压力差（ΔP）hyp，进而可以计算出冠脉caFFR的值：

$$\text{caFFR} = \frac{(P_a)hyp-(\Delta P)hyp}{(P_a)hyp} \qquad (1\text{-}8\text{-}1)$$

冠脉功能测量系统基于测量caFFR时得到的冠脉远端压力P_d，即可计算caIMR的值：

$$\text{caIMR} = [(P_a)\ hyp \times \text{caFFR}] \times \frac{L}{(k \cdot V_{diastole})} \qquad (1\text{-}8\text{-}2)$$

其中，L为血管段长度，设定为7.5cm；$V_{diastole}$为冠状动脉功能测量系统使用TIMI计帧法获得的舒张期造影剂随血液流速；k 为系统模拟最大充血状态时的速度常量，基于大量动物实验和临床验证得来。

根据最大充血状态下血液的平均传导时间 T_{mn} 的定义，由冠脉功能测量系统模拟 $(T_{mn})hyp$ 的值：

$$（T_{mn}）hyp = \frac{L}{（k \times V_{diastole}）} \tag{1-8-3}$$

由此公式（1-8-2）可写作：

$$caIMR = （P_d）hyp \times （T_{mn}）hyp \tag{1-8-4}$$

产品工作原理流程图，如图1-8-1所示。

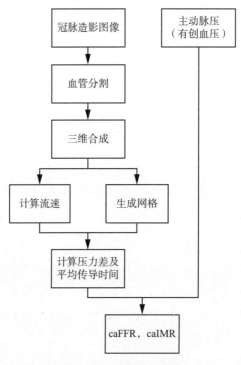

图1-8-1　产品工作原理

caIMR技术凭借先进算法、简便操作和无创技术等优势，一经推出就受到了国内外临床专家的青睐，该技术在复旦大学附属中山医院、北京大学第一医院、武汉大学中南医院、北京医院、北京大学人民医院、上海市第十人民医院等大型临床中心开展科研合作。同时在国际范围内也具有很大的影响力，韩国三星医疗中心、美国哥伦比亚大学临床中心、奥地利维也纳大学医院、阿联酋迪拜临床医学中心等也进行装机用于临床辅助诊断。caIMR目前已验证了在诊断稳定型心绞痛、不稳定型心绞痛、缺血伴非阻塞性冠状动脉疾病、冠脉非阻塞性心肌梗死、ST段抬高型心肌梗死等适应证中的临床价值，临床结果已在各大核心期刊发表，得到了各大临床专家的一致认可。最新的临床研究（Flash Ⅲ）证实

caIMR与压力导丝IMR结果高度一致，具有功能学意义的微循环疾病诊断准确度在90%以上。冠脉功能测量系统（caFFR&caIMR）的上市可以实现涵盖心肌缺血宏观与微观的综合诊断，重塑心血管诊疗的标准和流程。

（郭一凡　董劲壮　齐　振）

参 考 文 献

［1］王朝晖. 冠脉微循环与冠心病［J］. 临床心血管病杂志，2008，24（11）：2.

［2］Ahn S G，Hung O Y，Lee J W，et al. Combination of the thermodilution-derived index of microcirculatory resistance and coronary flow reserve is highly predictive of microvascular obstruction on cardiac magnetic resonance imaging after ST-segment elevation myocardial infarction［J］. JACC Cardiovasc Interv，2016：793-801.

［3］Lee J M，Jung J H，Wang H D，et al. Coronary flow reserve and microcirculatory resistance in patients with intermediate coronary stenosis［J］. J Am Coll Cardiol，2016，67（10）：1158-1169.

［4］Barbato E，Toth G，Pijls N H J，et al. Actual FFR value predicts natural history of stenoses in patients with stable coronary disease. A FAME 2 trial subanalysis［J］. Eur Heart J，2013（suppl_1）：P3978-P3978.

［5］Liu L，Dai N，Yin G Q，et al. Prognostic value of combined coronary angiography-derived IMR and myocardial perfusion imaging by CZT SPECT in INOCA［J］. J Nucl Cardiol，2023，30（2）：684-701.

［6］Abdu F A，Liu L，Mohammed A Q，et al. Prognostic impact of coronary microvascular dysfunction in patients with myocardial infarction with non-obstructive coronary arteries［J］. Eur J Intern Med，2021，92：79-85.

［7］Choi K H，Dai N，Li Y L，et al. Functional coronary angiography-derived index of microcirculatory resistance in patients with ST-segment elevation myocardial infarction［J］. JACC Cardiovasc Interv，2021，14（15）：1670-1684.

［8］Huang D，Gong Y J，Fan Y Z，et al. Coronary angiography-derived index for assessing microcirculatory resistance in patients with non-obstructed vessels：The FLASH IMR study［J］. Am Heart J，2023，263：56-63.

第九节　其他冠脉生理学评估参数

无腺苷的冠脉生理指标最近被引入用来评估量化冠脉疾病的严重程度，例如瞬时无波形比率（iFR）、舒张压比（dPR）、静息全循环比（RFR）、舒张期无充血比率（DFR）和整个静息态压力比Pd/Pa。无腺苷的iFR、dPR、RFR和DFR指标临界值为0.89，静止的整个周期Pd/Pa的临界值为0.92。尽管这些冠心病的无腺苷指标显示出一些优点，但由于压力导丝漂移，它们仍然容易出现计算错误。caFFR、caDPR、CFFR、FFRct等基于影像学的无创功能学诊断指标均避免了压力导丝和腺苷的依赖，为功能学诊断提供了更多的思路。

基于冠脉造影的血管舒张期压力比值（coronary angiography-derived diastolic pressure ratio, caDPR）由龚艳君教授团队和润迈德团队共同提出。其测量方式为通过Flash Pressure传感器录制的主动脉压力波形输入到Flash Angio工作站，该工作站计算造影中第3～8个周期内舒张期主动脉平均压（$P_{a, diastole}$）。与压力波形对应患者的DICOM造影图像导入到Flash Angio工作站中。舒张期流速（$V_{diastole}$）由Flash Angio软件自动测定。caDPR以0.89为截断值，在评估心肌缺血阳性患者中的准确度也达到了87.7%，这为在无充血状态下评估心肌缺血程度提供了新的思路。

FFRct：由于计算流体动力学（CFD）的快速发展，RainMed对来自CCTA的FFR进行了广泛研究，并提出基于CT图像的FFR，即FlashCT FFR：基于冠脉计算机断层扫描（CT）血管造影（CCTA）和流体力学算法进行的心肌缺血程度的评估参数，是诊断冠脉狭窄程度的一种有前景的非介入性方法，因为它可以检测冠脉狭窄病变特异性局部缺血，即使在Agatston评分较高的患者和血管中，FlashCT FFR的诊断性能也优于单独CCTA进行冠脉狭窄评估。研究表明FlashCT FFR在血管水平上的特异度达90%以上。冠脉CTA在目前国内临床中应用广泛，甚至部分单位体检也进行该项检查。冠脉CTA有较高的阴性预测值，但由于冠脉钙化或影像噪声等问题，阳性预测价值不高。从而许多并不存在心肌缺血的检查者因为这项检查给出阳性结论后进行冠脉造影检查，或者纠结于做不做该项检查，增加了患者的经济和心理负担，也增加了国家的医疗支出。所以如果能通过冠脉CTA的图像进一步进行FlashCT FFR的分析后能提高阳性预测值，会减少不必要的冠脉造影检查，可作为冠脉缺血性疾病的有效筛查工具，降低患者的经济负担。

CFFR：在对患者注射了造影剂的情况下，会引起次充血状态，此时狭窄远端压力比上主动脉压力，即可得到CFFR，是一种无须诱导最大充血状态的动脉生理学评估方法。RINASCI研究和MEMENTO-FFR研究等都证明了CFFR具有较高的临床应用价值。传统的CFFR测量需要使用压力导丝，在冠状动脉内注射造影剂后，采用有创侵入的方法测量CFFR，但这种情况可能会引起压力导丝数据的漂移和测量误差。使用基于造影的方法，计算得到的caCFFR可以有效避免上述问题，达到快速准确测量的目的。该研究也是与静息压力衍生的冠脉生理指标有关的内容。基于血管造影caFFR的测量可以增强冠脉造影期间冠脉病变的血流动力学评估。

（郭一凡　董劭壮　齐　振）

参 考 文 献

[1] Gotberg M, Christiansen EH, Gudmundsdottir IJ, et al. Instantaneous wave-free ratio versus fractional flow reserve to guide PCI [J]. N Engl J Med, 2017, 376 (19): 1813-1823.

[2] Johnson NP, Li WG, Chen X, et al. Diastolic pressure ratio: new approach and validation vs. the instantaneous wave-free ratio [J]. Eur Heart J, 2019, 40 (31): 2585-2594.

[3] Svanerud J, Ahn JM, Jeremias A, et al. Validation of a novel non-hyperaemic index of coronary artery stenosis severity: the Resting Full-cycle Ratio (VALIDATE RFR) study [J]. EuroIntervention, 2018, 14 (7): 806-814.

[4] Ahn JM, Park DW, Kim SO, et al. Prognostic value of resting distal-to-aortic coronary pressure in clinical practice [J]. Circ Cardiovasc Interv, 2020, 13 (5): e007868.

[5] Gong YJ, Feng YD, Yi TC, et al. Coronary angiography-derived diastolic pressure ratio [J]. Front Bioeng Biotechnol, 2020, 8: 596401.

[6] Yang L, Xu L, He J, et al. Diagnostic performance of a fast non-invasive fractional flow reserve derived from coronary CT angiography: an initial validation study [J]. Clin Radiol, 2019, 74 (12): 973. e1-973. e6.

[7] Leone AM, Martin-Reyes R, Baptista SB, et al. The multi-center evaluation of the accuracy of the contrast medium induced Pd/Pa ratio in predicting FFR (MEMENTO-FFR) study [J]. EuroIntervention, 2016, 12 (6): 708-715.

[8] Gong YJ, Zheng B, Yi TC, et al. Coronary angiography-derived contrast fractional flow reserve [J]. Catheter Cardiovasc Interv, 2022, 99 (3): 763-771.

第二章　caFFR临床应用病例

病例1　caFFR指导前降支临界病变

患者，男性，65岁。主因"胸闷7年余，加重5d"入院。

现病史：7年来，患者活动时出现胸闷，不伴胸痛、心悸及大汗，无头痛、头晕、黑矇、晕厥，无发热、咳嗽咳痰，无恶心、呕吐，无腹痛、腹泻等不适，每次持续10min后可自行缓解，发作频率为1～2次/月，未予特殊诊治。于入院前5天，患者再发上述症状，且较前频繁，频率为1～2次/天，为求进一步诊治患者就诊于门诊，心电图提示心肌缺血，考虑不除外急性冠脉综合征，建议住院并完善相关检查，以明确冠状动脉情况。现收入住院治疗。患者自本次发病以来，精神尚可，食欲正常，睡眠尚可，大小便正常，体重无明显改变。

既往史：平素健康状况良好；既往有高血压史7年，最高血压200/110mmHg，规律服用苯磺酸氨氯地平和坎地沙坦控制血压，血压波动于130～140/70～80mmHg；高脂血症史7年，规律服用阿托伐他汀控制血脂；否认传染病史；按规定预防接种；无手术史，无外伤史；否认输血史；否认药物过敏史；否认食物过敏史。

个人史：出生于河北省邯郸市，久居河北省邯郸市。吸烟史40年，平均20支/日；饮酒史40年，平均200ml/d。否认疫水疫区接触史。无工业毒物、粉尘、放射性物质接触。无冶游史。

婚育史：已婚已育，育有1子1女；配偶健康状况良好。

家族史：父亲已故，死因心力衰竭，母亲已故，死因脑出血；家族中否认类似患者。否认家族遗传性病史。

体格检查：体温36.3℃，脉搏72次/分，呼吸20次/分，血压140/80mmHg，体重75.0kg，身高176cm。意识清晰，自主体位，正常面容，查体合作。颈软无抵抗，颈动脉搏动正常，颈静脉无怒张，肝颈静脉回流征（−），未闻及血管杂音，气管居中，甲状腺无肿大。胸廓无畸形，胸骨无压痛，肋间隙正常，胸壁无静脉曲张，双侧乳腺正常。双侧呼吸运动对称，语颤正常，双肺叩诊呈清音，肺肝浊音界正常，肺下界正常，双肺呼吸音粗，未闻及干、湿啰音，无哮鸣音。心前区无隆起，心尖冲动正常，心率72次/分，律齐，心音正常，无心包摩擦音，未闻及病理性杂音。腹部平坦，未见胃肠型，未见蠕动波，未见腹壁静脉曲张。腹部柔软、紧张度适中，无压痛，无反跳痛，无肌紧张。肝、脾未触及，未触及包块，无肝区、肾区叩击痛，移动性浊音（−），肠鸣音4次/分，未闻及血管杂音。双下肢不肿。

实验室检查及特殊检查：无。

入院初步诊断：①冠状动脉性心脏病，不稳定型心绞痛，心功能Ⅱ级（NYHA分级）。②高血压3级（很高危）。

入院药物治疗：阿司匹林肠溶片100mg口服QD，氢氯吡格雷片75mg口服QD，雷贝拉唑钠肠溶片10mg口服QD，阿托伐他汀钙片20mg口服QN，坎地沙坦片4mg口服QD，苯磺酸左旋氨氯地平片5mg口服QD。

心电图：窦性心律，心率69次/分（图2-1-1）。

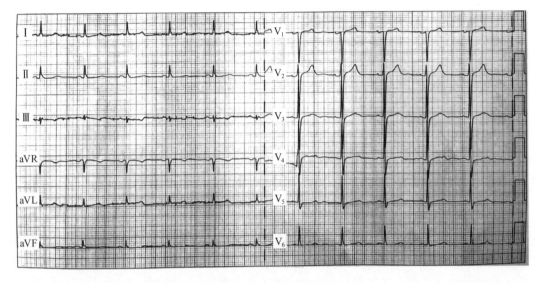

图2-1-1　入院心电图

超声心动图：LA 34mm，LV 49mm，RA 38mm，RV 32mm，IVSD 12mm，LVEF 69%，提示室间隔增厚，二尖瓣、三尖瓣反流（轻度），左室舒张功能下降（图2-1-2）。

实验室检查：血常规示WBC $7.71×10^9$/L，Hb 156g/L，PLT $210×10^9$/L。血浆D-二聚体测定-定量0.08mg/L，B型钠尿肽测定38pg/ml，肌钙蛋白T 0.008ng/ml，氯108mmol/L，钠142mmol/L，钾4.0mmol/L，肌酐（酶法）61μmol/L。血脂、血糖、肝功能示总胆固醇6.80mmol/L（↑），甘油三酯1.73mmol/L（↑），低密度脂蛋白胆固醇4.56mmol/L（↑），葡萄糖5.9mmol/L，谷草转氨酶30U/L，谷丙转氨酶34U/L，白蛋白（溴甲酚绿法）42g/L。尿便常规、凝血功能、游离甲状腺功能未见明显异常。

冠脉造影过程及结果：患者平卧于导管床上，碘伏消毒右上肢及肘以下2次。以双侧腹股沟为中心，从内到外，上至脐水平，下至膝关节水平，消毒2次，铺巾、展单，暴露右桡动脉手术野。在腕横纹上约2cm桡动脉搏动明显处，用2%利多卡因1ml局部麻醉后穿刺右桡动脉成功，以Seldinger法植入6F动脉鞘管，5F TIG导管行左、右冠脉造影。结果显示冠脉分布优势类型呈右优势型，左主干可见斑块，前降支近中段可见60%狭窄，中段可见50%狭窄，回旋支中段可见60%狭窄，远段可见75%狭窄，右冠中段至远段弥漫病变，最重可见60%狭窄，后侧支中段可见60%狭窄（图2-1-3～图2-1-9）。

病例分析及策略选择：前降支和回旋支临界病变，拟行前降支和回旋支caFFR检查，必要时行PCI治疗。

caFFR检查及手术过程：术中测前降支caFFR值0.71，回旋支caFFR值0.87（图2-1-10）。

基本测值（M型/二维/血流多普勒/左室收缩、舒张功能）

		单位	正常成人参考值				单位	正常成人参考值	
			男	女				男	女
主动脉窦内径	32	mm	24～36	21～34	主肺动脉内径	25	mm	15～28	14～27
左房前后径	34	mm	24～38	22～37	右房左右径	38	mm	26～44	24～41
左室舒张末径（前后）	49	mm	38～54	37～50	右室左右径（中）	32	mm	16～37	15～34
左室收缩末径（前后）	30	mm	23～39	21～35	左室后壁厚度	11	mm	6～11	6～11
室间隔厚度	12	mm	6～11	6～11	肺动脉收缩压	27	mmHg	<30	
二尖瓣					三尖瓣				
E峰	0.6	m/s	0.6～1.3		E峰	0.5	m/s	0.3～0.7	
主动脉瓣					肺动脉瓣				
收缩期峰值流速	1.3	m/s	1.0～1.7		收缩期峰值流速	1.0	m/s	0.6～1.2	
左室收缩功能					左室舒张功能				
左室射血分数	69	%	53～76	53～77	二尖瓣E/A	0.8		0.8～1.2	
短轴缩短率	38	%	25～45		间隔E′	5.7	cm/s	>7.0	
左室舒张末容量	112	ml	46～128	38～107	侧壁E′	5.3	cm/s	>10.0	
左室收缩末容量	35	ml	12～50	8～44	平均E/E′	12		<10	

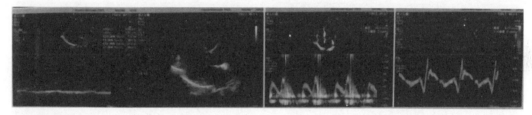

超声所见：

主动脉窦内径正常；各腔室内径正常；室间隔增厚，余左室壁厚度及运动正常；房间隔及室间隔完整；主动脉瓣增厚，二尖瓣、三尖瓣可见少量反流信号，为中心性；心包未见明显异常。

超声提示：

主动脉瓣增厚

室间隔增厚

二尖瓣、三尖瓣反流（轻度）

左室舒张功能下降

图2-1-2　入院超声心动图

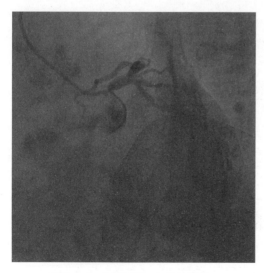

图2-1-3　LAO45°＋CAU30°

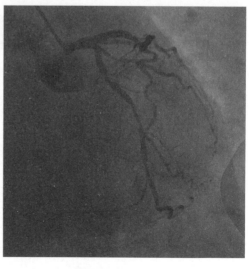

图2-1-4　CAU30°

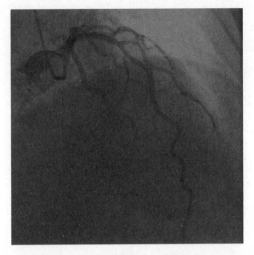

图2-1-5　RAO30°＋CRU30°

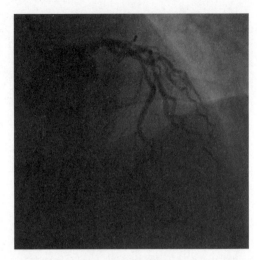

图2-1-6　CRU30°

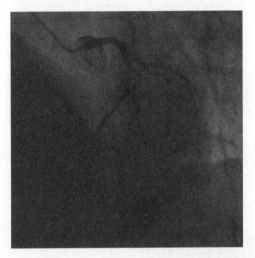

图2-1-7　LAO30°＋CRU30°

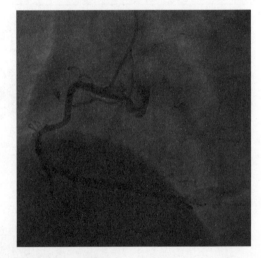

图2-1-8　LAO45°

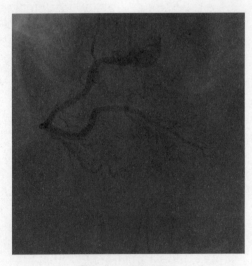

图2-1-9　CRU30°

左前降支（LAD），Pa: 113mmHg，血流速度: 175mm/s，caFFR: 0.71

狭窄信息表：

序号	参考管径	狭窄直径	直径狭窄率	狭窄长度	caFFR	△caFFR	压力差
1	2.9mm	1.6mm	45.6%	20mm	0.86	0.14	13mmHg
2	2.0mm	1.3mm	37.6%	8mm	0.77	0.09	8mmHg
3	1.9mm	1.3mm	32.9%	5mm	0.71	0.06	4mmHg

左回旋支（LCX），Pa: 113mmHg，血流速度: 152mm/s，caFFR: 0.87

狭窄信息表：

序号	参考管径	狭窄直径	直径狭窄率	狭窄长度	caFFR	△caFFR	压力差
1	0.0mm	2.1mm	13.2%	8mm	0.97	0.03	2mmHg
2	0.0mm	1.6mm	30.0%	19mm	0.90	0.07	7mmHg
3	0.0mm	1.5mm	32.1%	7mm	0.87	0.03	3mmHg

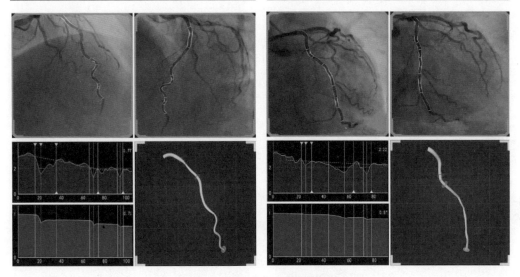

图2-1-10 术中caFFR检查

会诊后决定行前降支PCI，送6F EBU3.5指引导管至左冠开口，将一条Runthrough NS导丝送至前降支远段，以TREK 2.0mm×20mm球囊12atm扩张前降支病变处，送Promus Premier 3.5mm×28mm支架至前降支近中段病变处，定位准确后以11atm释放（图2-1-11，图2-1-12）。

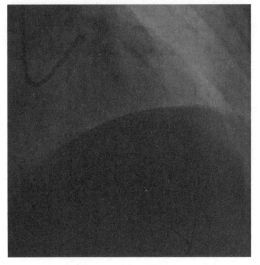

图2-1-11 球囊预扩张

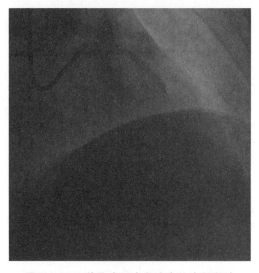

图2-1-12 前降支近中段病变处支架释放

以NC TREK 3.5mm×15mm球囊12～18atm扩张前降支支架内后扩张（图2-1-13，图2-1-14）。

多角度造影示支架贴壁、膨胀良好，无夹层，TIMI血流3级（图2-1-15～图2-1-17）。

术后测得前降支caFFR为0.90（图2-1-18）。

撤出导管、导丝，拔除桡动脉鞘管，以加压绑带加压包扎，结束手术。术后心率76次/分，主动脉压力116/87mmHg，血氧饱和度98%。术中共用肝素7500U。

术后医嘱：①回病房后每30分钟检查桡动脉穿刺部位，观察穿刺部位有无出血和血肿，约6h解除止血绑带。②监测血压和心率。

术后心电图：窦性心律，心率70次/分（图2-1-19）。

出院诊断：①冠状动脉性心脏病，不稳定型心绞痛，心功能Ⅱ级（NYHA分级）。②高血压3级（很高危）。③高脂血症。

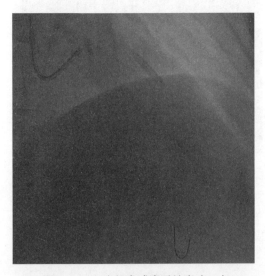

图2-1-13　支架内球囊后扩张（一）

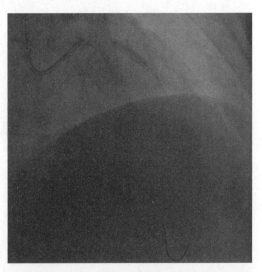

图2-1-14　支架内球囊后扩张（二）

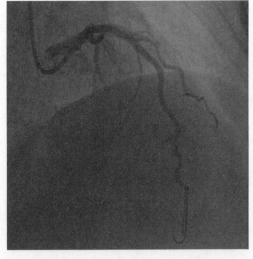

图2-1-15　RAO30°＋CRU30°

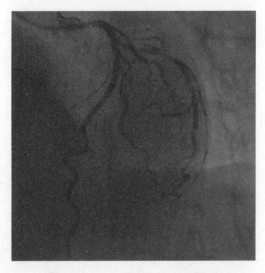

图2-1-16　LAO30°＋CRU30°

post-LAD, Pa: 116mmHg, 血流速度: 134mm/s, caFFR: 0.90

狭窄信息表:

序号	参考管径	狭窄直径	直径狭窄率	狭窄长度	caFFR	△caFFR	压力差
1	2.1mm	1.3mm	37.8%	6mm	0.90	0.10	7mmHg

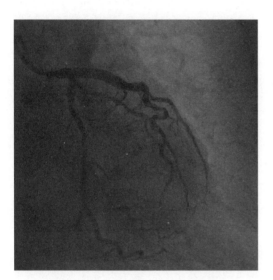

图2-1-17 RAO30°＋CAU30°

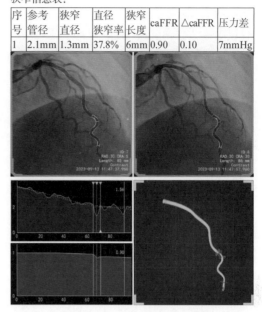

图2-1-18 术后caFFR检查

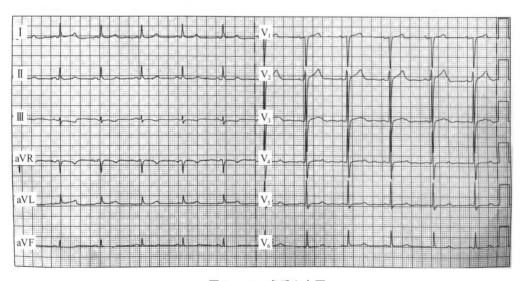

图2-1-19 术后心电图

出院时情况: 患者无胸闷胸痛等不适主诉, 查体: 体温36.2℃, 脉搏72次/分, 呼吸14次/分, 血压124/80mmHg。神志清醒, 呼吸平稳, 对答切题, 口齿清晰, 查体合作。全身皮肤黏膜无黄染, 无全身浅表淋巴结肿大, 颈软, 无抵抗感, 无颈静脉充盈, 气管位置居中, 胸廓外形正常, 无肋间隙增宽, 叩诊双肺呈清音, 呼吸音呈清音, 未闻及干、湿啰音, 未闻及哮鸣音, 心界叩诊无扩大, 心率72次/分, 节律齐, 无杂音, 腹部平坦, 无腹部压痛, 无腹部反跳痛, 肝、脾未触及, 肝颈静脉回流征(-), 双下肢无凹陷性水肿。

出院医嘱: ①低盐低脂饮食, 避免劳累、情绪波动、用力等, 院外适当活动, 以不引起胸闷、胸痛等症状为宜。监测血压、心律、心率。②1个月后心内科门诊随诊, 复查血常规、肝肾功能、电解质、CK、血脂、血糖等, 1~3个月后复查心电图、超声心动图。③出院带药: 氢氯吡格雷75mg口服QD, 阿司匹林肠溶片100mg口服QD, 阿托伐他汀钙20mg口服QN, 雷贝拉唑钠肠溶片10mg口服QD, 单硝酸异山梨酯缓释片30mg口服QD, 坎地沙坦4mg口服QD, 苯磺酸左旋氨氯地平5mg口服QD。④可通过医院APP挂心内科网络门诊, 可于出院后7d网络购药, 不适随诊。

专家点评: 患者为中老年男性, 典型心绞痛症状, 完善术前准备, 造影结果示前降支和回旋支临界病变, 造影可见回旋支狭窄程度较前降支更加严重, 无发作心绞痛时心电图表现, 不确定缺血相关血管, 拟行前降支和回旋支caFFR检查。术中测得前降支caFFR值0.71, 回旋支caFFR值0.87, 遂行前降支冠脉支架植入进行血运重建治疗。

对于急性冠脉综合征患者, 尤其是多支临界病变患者, 多数情况下不能判断罪犯血管。研究发现, 冠脉造影的狭窄程度并不一定等于缺血程度, 进一步的功能学检查指导血运重建治疗可能更加精准。caFFR在这个病例中确定罪犯血管方面发挥了重要作用, 且简便、安全、高效。

冠状动脉粥样硬化通常是弥漫性的, 在同一条心外膜血管发生2处以上的狭窄并不少见, 如果在常规造影中发现同一条冠状动脉出现2处或更多狭窄程度超过50%的病变, 我们称之为"串联病变"。有研究表明, 串联病变在接受冠脉介入治疗患者中占比很高, 尤其在老年糖尿病患者人群中比例超过25%。在精准医学时代, 在进行冠脉介入治疗时, 术者不仅需要把握好"罪犯血管", 更要精准地找出"罪犯病变"。caFFR作为冠脉功能学评价的有力手段, 不仅可以判断病变血管是否导致相应供血范围的心肌缺血, 而且在面对串联、弥漫病变时能够精确定位"罪犯病变"或"罪犯节段", 减少支架长度和数量, 进一步改善预后。caFFR可以根据造影图像直接计算出全程caFFR曲线, 通过给出压力阶差表方便地显示需要处置的病变或病变节段, 从而优化PCI治疗策略, 尤其适合精准指导串联、弥漫病变的介入治疗。该病例为一例老年男性患者, 合并高血压及高脂血症, 存在较多的动脉粥样硬化性心血管疾病的危险因素, 症状表现为运动时心前区闷堵感、休息后可缓解, 心绞痛症状典型, 冠脉造影可见前降支及回旋支临界病变, caFFR检查不仅帮助我们明确了罪犯血管为前降支, 并从前降支病变压力衰减程度精确找出前降支近中段病变为罪犯病变, 遂于前降支近中段病变行PCI治疗。

(黄进勇　郭一凡)

病例2　caFFR指导前降支临界病变

患者, 女性, 75岁。主因: "胸痛1周"入院。

现病史: 于入院前1周, 患者休息时出现胸骨后疼痛, 为针扎样, 约1个手掌范围大小, 伴心悸, 不伴下颌、背部、左肩放射痛, 无出汗, 无头晕、头痛、黑矇、意识障碍, 无咳嗽咳痰, 无腹痛腹泻, 无恶心、呕吐等, 就诊于急诊, 查心电图示V_2~V_6导联ST段压低, 予扩血管等药物对症治疗后,患者症状较前好转。现为求进一步诊治就诊于门诊,考虑不除外冠状动脉性心脏病,收入病房进一步诊治。自本次发病以来,患者精神尚可,食欲正常,睡眠尚可,大小便正常,体重未见明显下降。

既往史:平素健康状况一般;既往高血压史1年,血压最高180/100mmHg,平时规律口服非洛地平治疗,控制血压波动于110～120/70～80mmHg;阵发性房颤病史10余年,未规律服用利伐沙班抗凝治疗;高尿酸血症史1年,无糖尿病、脑卒中史;否认传染病史;按规定预防接种;无手术史,无外伤史;否认输血史;否认药物过敏史;否认食物过敏史。

个人史:出生于天津市,久居天津市。否认吸烟史;否认饮酒史。否认疫水疫区接触史。无工业毒物、粉尘、放射性物质接触史。无冶游史。

婚育史:适龄结婚,育有1子1女,配偶体健。

月经史:已绝经。

家族史:家族中否认类似患者。否认家族遗传史。

体格检查:体温36.5℃,脉搏58次/分,呼吸18次/分,血压114/72mmHg,体重65.0kg,身高160cm。意识清晰,自主体位,正常面容,查体合作。颈软无抵抗,颈动脉搏动正常,颈静脉无怒张,肝颈静脉回流征(-),未闻及血管杂音,气管居中,甲状腺无肿大。胸廓无畸形,胸骨无压痛,肋间隙正常,胸壁无静脉曲张,双侧乳腺正常。双侧呼吸运动对称,语颤正常,双肺叩诊呈清音,肺肝浊音界正常,肺下界正常,双肺呼吸音清,未闻及干、湿啰音,无哮鸣音。心前区无隆起,心尖冲动正常,心率58次/分,律齐,心音正常,无心包摩擦音,未闻及病理性杂音。腹部平坦,未见胃肠型,未见蠕动波,未见腹壁静脉曲张。腹部柔软、紧张度适中,无压痛,无反跳痛,无肌紧张。肝、脾未触及,未触及包块,无肝区、肾区叩击痛,移动性浊音(-),肠鸣音5次/分,未闻及血管杂音。双下肢无水肿。足背动脉搏动正常,双侧对称。

实验室检查及特殊检查:无。

入院初步诊断:①冠状动脉性心脏病,不稳定型心绞痛,心功能Ⅱ级(NYHA分级)。②高血压3级(极高危)。

入院药物治疗:阿司匹林肠溶片100mg口服QD,氢氯吡格雷片75mg口服QD,雷贝拉唑钠肠溶片10mg口服QD,瑞舒伐他汀钙片10mg口服QN,非洛地平缓释片5mg口服QD(自备)。

入院心电图:窦性心律,心率60次/分(图2-2-1)。

超声心动图:LA 29mm, LV 43mm, RA 35mm, RV 30mm, IVS 10mm, LVPW 10mm, LVEF 0.64,提示二尖瓣、三尖瓣反流(轻度)(图2-2-2)。

血常规:WBC 6.85×10^9/L, Hb 147g/L, PLT 230×10^9/L。血浆D-二聚体测定-定量504ng/ml(FEU)(↑),B型钠尿肽260.0pg/ml(↑),肌钙蛋白T 0.007ng/ml,肌酸激酶20U/L,肌酸激酶同工酶12U/L。氯104mmol/L,钠142mmol/L,钾4.0mmol/L,肌酐(酶法)69μmol/L,尿酸426μmol/L(↑)。尿常规:尿隐血(+)(↑),尿白蛋白(±)(↑),尿白细胞酯酶(+)(↑)。总胆固醇3.96mmol/L,甘油三酯1.30mmol/L,高密度脂蛋白胆固醇1.01mmol/L,低密度脂蛋白胆固醇2.19mmol/L,葡萄糖5.4mmol/L,总蛋白69g/L,谷草转氨酶24U/L,谷丙转氨酶32U/L。游离甲状腺功能、便常规未见异常。

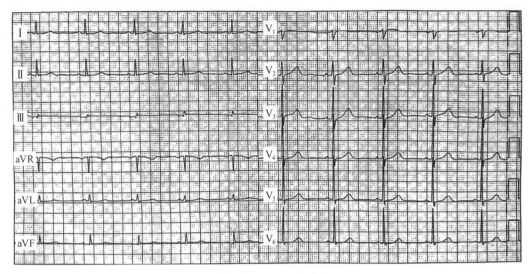

图2-2-1 入院心电图

临床科室：心血管内科		检查方式：		仪器型号：EPIQ7C		
2-D及M型				Doppler	收缩期	舒张期
主动脉窦径	31mm	主肺动脉径	24mm	二尖瓣	450cm/s	73cm/s
左房前后径	29mm	左室舒末径	43mm	三尖瓣	252cm/s	60cm/s
右房左右径	35mm	右室左右径	30mm	主动脉瓣	110cm/s	
室间隔厚度	10mm	运动幅度	8mm	肺动脉瓣	80cm/s	
左室后壁厚度	10mm	运动幅度	10mm	肺动脉压力	27mmHg	
心功能检查：	左室射血分数（EF）：0.64		二尖瓣血流E/A：0.8		组织多普勒Ea/Aa：	

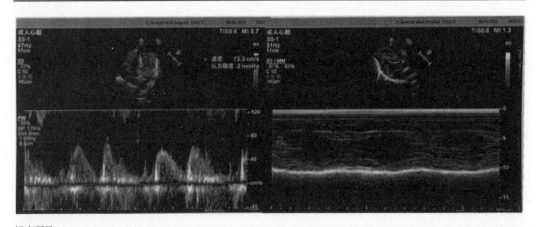

超声所见：

主动脉窦内径正常；各腔室内径正常；左、右室壁厚度及运动正常；房间隔及室间隔完整；各瓣膜结构未见明显异常，二尖瓣、三尖瓣可见少量反流信号，为中心性；心包未见明显异常。

超声提示：

二尖瓣、三尖瓣反流（轻度）

左室舒张功能改变，请结合临床

图2-2-2 入院超声心动图

冠脉造影过程及结果：患者平卧于导管床，用碘伏消毒右上肢及肘以下2次。以双侧腹股沟为中心，从内到外，上至脐水平，下至膝关节水平，消毒2次，铺巾、展单，暴露右桡动脉手术野。在腕横纹上约2cm桡动脉搏动明显处，用2%利多卡因1ml局部麻醉后穿刺右桡动脉成功，以Seldinger法植入6F动脉鞘管。5F TIG导管行左、右冠脉造影。结果示：冠脉分布优势类型呈右优势型，左主干未见狭窄，前降支近段可见80%狭窄，回旋支、右冠管壁不规则（图2-2-3～图2-2-9）。

病例分析及策略选择：患者心电图症状不典型，前降支开口临界病变，拟行caFFR检查，指导下一步治疗策略。

caFFR检查及手术过程：测得前降支caFFR 0.95（图2-2-10）。

撤出导管、导丝，拔除桡动脉鞘管，以加压绑带加压包扎，结束手术。术后心率81次/分，主动脉压力138/94mmHg，血氧饱和度98%。术中共用肝素6000U。

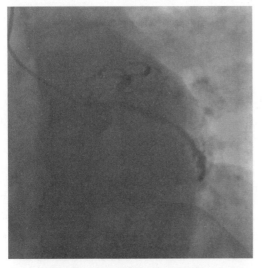

图2-2-3 LAO45°＋CAU30°

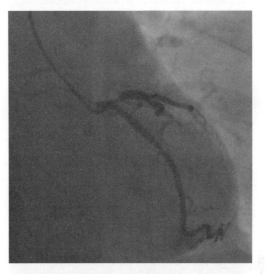

图2-2-4 CAU30°

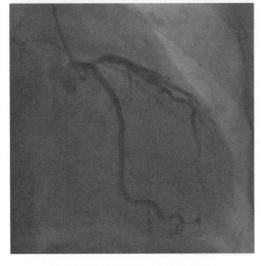

图2-2-5 RAO30°＋CAU30°

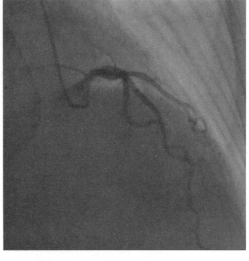

图2-2-6 RAO30°＋CRU30°

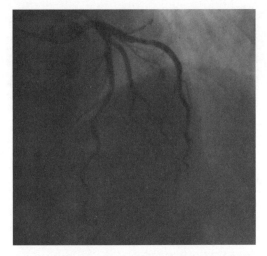

图2-2-7　LAO30°＋CRU30°

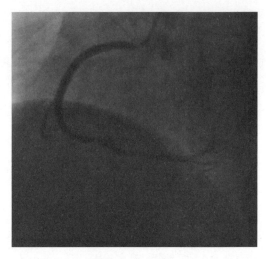

图2-2-8　LAO45°

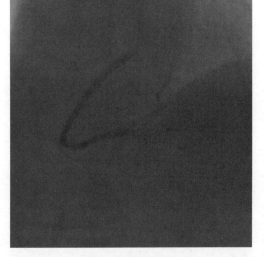

图2-2-9　CRU30°

左前降支（LAD）I, Pa: 102mmHg, 血流速度: 110mm/s,
caFFR: 0.95, caIMR: 35.6
狭窄信息表:

序号	参考管径	狭窄直径	直径狭窄率	狭窄长度	caFFR	△caFFR	压力差
1	3.2mm	2.0mm	37.2%	12mm	0.95	0.05	5mmHg

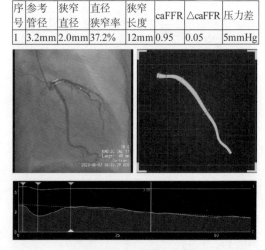

图2-2-10　caFFR检查

术后医嘱: ①回病房后每30分钟检查桡动脉穿刺部位, 观察穿刺部位有无出血和血肿, 约6h解除止血绑带。②监测血压、心率。

术后心电图: 窦性心律, 心率60次/分（图2-2-11）。

出院诊断: ①冠状动脉性心脏病, 不稳定型心绞痛, 心功能Ⅱ级（NYHA分级）。②高血压3级（极高危）。

出院时情况: 患者未述特殊不适。查体: 体温36.3℃, 脉搏59次/分, 呼吸18次/分, 血压116/78mmHg。神志清醒, 呼吸平稳, 对答切题, 口齿清晰, 查体合作。全身皮肤黏膜无黄染, 无全身浅表淋巴结肿大, 颈软, 无抵抗感, 无颈静脉充盈, 气管位置居中, 胸廓外形正常, 无肋间隙增宽, 叩诊双肺呈清音, 呼吸音呈清音, 未闻及干、湿啰音, 未闻及哮鸣音, 心界叩诊无扩大, 心律齐, 无杂音, 腹部平坦, 无腹部压痛, 无腹部反跳痛, 肝、脾未触及, 肝

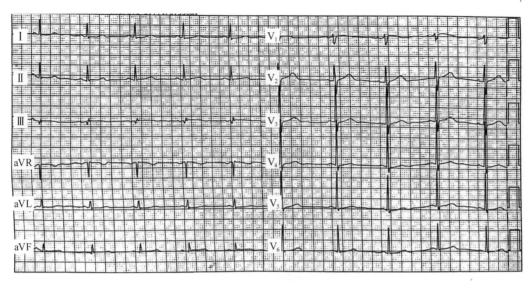

图2-2-11 术后心电图

颈静脉回流征（−），双下肢无凹陷性水肿。

出院医嘱：①低盐低脂饮食，避免劳累、情绪波动、用力等，院外适当活动，以不引起胸闷胸痛等症状为宜。监测血压、心律、心率情况。②1个月后心内科门诊随诊，复查血常规、肝肾功能、电解质、CK、血脂、血糖等化验，1～3个月后复查心电图、超声心动图。③出院带药：阿司匹林肠溶片100mg口服QD，氢氯吡格雷片75mg口服QD，瑞舒伐他汀钙片10mg口服QN，雷贝拉唑钠肠溶片10mg口服QD，非洛地平缓释片5mg口服QD，阿利西尤单抗注射液75mg皮下Q2W。④可通过医院APP挂心内科网络门诊，可于出院后7d网络购药，不适随诊。

专家点评：患者为老年女性，主因"胸痛1周"入院，休息时发作胸痛更加明显，心绞痛症状不典型。造影示前降支病变，回旋支及右冠状动脉未见明显狭窄，前降支近段狭窄80%。目前研究发现，冠脉造影提示狭窄严重的病变，并不一定是心肌缺血程度严重。FAME研究显示，对于冠脉狭窄程度71%～90%的患者，20%的患者FFR＞0.8，80%的患者FFR≤0.8，可见冠脉狭窄程度与功能学不完全匹配。

考虑患者前降支临界病变，心电图症状不典型，拟行caFFR检查，指导下一步治疗。caFFR结果为0.95，表明前降支病变没有引起明显的心肌缺血，遂未行血运重建治疗，予药物保守治疗。

（黄进勇 郭一凡 王海涛）

病例3　caFFR指导回旋支临界病变

患者，女性，70岁。主因"心悸5个月，加重伴后背沉重感3月余"入院。

现病史：患者于入院前5个月开始出现心悸，多于步行30min左右出现，自觉心搏加快

（具体频率不详），伴头晕，无胸痛、胸闷及大汗，无黑矇及晕厥，无恶心、呕吐，无视物旋转及耳鸣耳聋等，上述症状经休息或含服丹参滴丸后持续约10min可逐渐缓解，患者未至医院就诊。于入院前3个月，患者于行走10～20min时即出现心悸，伴背部沉重感、头晕、四肢乏力，休息后约20min缓解。现为求进一步诊治就诊。患者自发病以来，精神可，食欲减低，睡眠尚可，大小便正常，体重近半年下降约10kg。

既往史：既往2型糖尿病史10余年，平素规律服用阿卡波糖50mg三餐时进行降糖治疗，自述血糖控制可，空腹血糖一般在7mmol/L，餐后2h血糖在10mmol/L左右；高血压史2年余，血压最高达160/100mmHg，平素未规律服药，血压控制情况不详；帕金森综合征史6年，平时规律服用多巴丝肼62.5mg QID、盐酸司来吉兰5mg QD、盐酸普拉克索0.125mg TID治疗；体检发现"腔隙性脑梗死"1年，未系统治疗。否认出血、甲状腺功能亢进、哮喘等病史。否认手术、外伤及出血史，否认食物、药物过敏史。

个人史：出生于天津市河东区，久居天津市河东区。否认吸烟、饮酒史。否认疫水疫区接触史。否认工业毒物、粉尘、放射性物质接触史。否认冶游史。

家族史：父母均已故，死因不详；姐姐患冠心病，曾行介入治疗；妹妹患脑梗死。否认其他家族遗传性病史。

体格检查：体温36.5℃，脉搏83次/分，呼吸15次/分，血压119/73mmHg，体重48.0kg，身高155cm。神志清醒，呼吸平稳，对答切题，口齿清晰，查体合作。全身皮肤黏膜无黄染，无全身浅表淋巴结肿大。颈软，无抵抗，无颈静脉充盈，气管位置居中，胸廓外形正常，无肋间隙增宽。叩诊双肺呈清音，两肺呼吸音粗，未闻及明显干、湿啰音，未闻及哮鸣音，心界叩诊无扩大，心率83次/分，律齐，各瓣膜听诊区未及病理性杂音。腹部平坦，无压痛、反跳痛及肌紧张，肝、脾未触及，肝颈静脉回流征（-）。双下肢无凹陷性水肿。

血常规：WBC 4.85×10^9/L，RBC 4.76×10^{12}/L，PLT 258×10^9/L，Hb 139g/L，HCT 41.9%，MCV 88.0fl，MCH 29.2pg，MCHC 332g/L。

尿常规：尿比重1.021，尿隐血（+），尿白蛋白（±），尿白细胞（-），尿酮体（-）。

便常规：隐血（-）。凝血功能示PT 10.4s，PT-INR 0.95，APTT 32.7s，TT 17.3s，FIB 3.35g/L，D-二聚体354ng/ml。

血液生化：ALT 12U/L，AST 21U/L，GGT 31U/L，TBIL 16.4μmol/L，DBIL 5.6μmol/L，TC 4.18mmol/L，TG 0.96mmol/L，LDL-C 2.61mmol/L，HDL-C 1.30mmol/L，Glu 5.6mmol/L，BUN 5.2mmol/L，Cr 54μmol/L，URIC 215μmol/L。

游离甲状腺功能：FT_3 4.23pmol/L，FT_4 15.83pmol/L，TSH 0.887μU/ml。HbA1c 6.7%。

初步诊断：①心悸待查，冠状动脉粥样硬化性心脏病？心律失常？②高血压2级（极高危）。③2型糖尿病。④帕金森综合征。⑤腔隙性脑梗死。

入院用药情况：阿司匹林肠溶片100mg口服QD，氯吡格雷75mg口服QD，阿托伐他汀钙片20mg口服QN，单硝酸异山梨酯缓释片60mg口服QD，雷贝拉唑钠肠溶片10mg口服QD，盐酸曲美他嗪缓释片35mg口服BID，阿卡波糖50mg三餐时，多巴丝肼62.5mg QID，盐酸司来吉兰5mg口服QD，盐酸普拉克索0.125mg口服TID。

入院心电图：窦性心律、临界性前壁导联ST段抬高（图2-3-1）。

心脏彩超：超声提示二尖瓣、三尖瓣反流（轻度）（图2-3-2）。

手术资料：冠脉造影结果见图2-3-3，冠状动脉分布优势类型为右优势型，左主干未

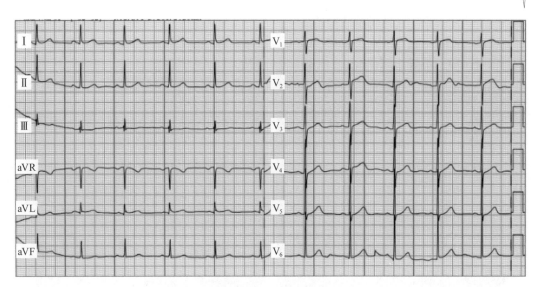

图2-3-1 入院心电图

2-D及M型				Doppler	收缩期	舒张期
主动脉窦径	29mm	主肺动脉径	24mm	二尖瓣	420cm/s	63cm/s
左房前后径	27mm	左室舒末径	44mm	三尖瓣	200cm/s	56cm/s
右房左右径	33mm	右室左右径	30mm	主动脉瓣	120cm/s	
室间隔厚度	10mm	运动幅度	8mm	肺动脉瓣	89cm/s	
左室后壁厚度	10mm	运动幅度	10mm	肺动脉压力	16mmHg	
心功能检查:	左室射血分数(EF): 0.62		二尖瓣血流E/A: 0.8		组织多普勒Ea/Aa:	

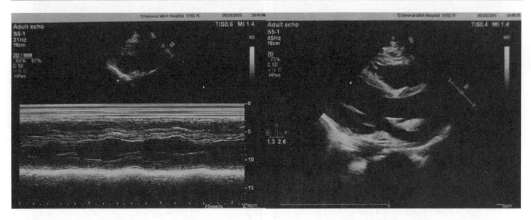

超声所见:
主动脉窦内径正常;各腔室内径正常;左、右室壁厚度及运动正常;房间隔及室间隔完整;各瓣膜结构未见明显异常,二尖瓣、三尖瓣可见少量反流信号,为中心性;心包未见明显异常。
超声提示:
二尖瓣、三尖瓣反流(轻度)
左室舒张功能改变,请结合临床

图2-3-2 入院超声心动图

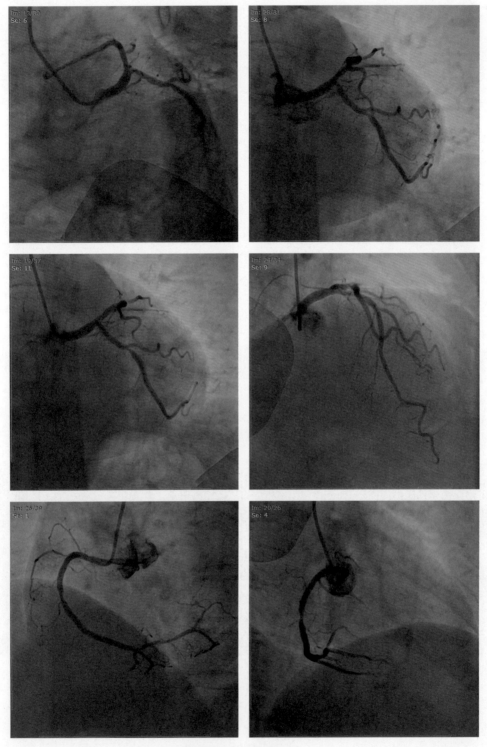

图 2-3-3　冠脉造影

见狭窄,前降支开口可见30%狭窄,第一对角支开口可见60%狭窄,回旋支开口可见50%狭窄,回旋支中段可见80%狭窄,右冠中段可见50%狭窄。

患者无典型心绞痛症状,术中行回旋支caFFR为0.84(图2-3-4),未行PCI治疗,暂行强化药物治疗。

左回旋支(LCX), Pa: 105mmHg, 血流速度: 189mm/s, caFFR: 0.84
狭窄信息表:

序号	参考管径	狭窄直径	直径狭窄率	狭窄长度	caFFR	△caFFR	压力差
1	2.8mm	1.4mm	50.0%	10mm	0.84	0.16	15mmHg

右冠状动脉(RCA), Pa: 110mmHg, 血流速度: 196mm/s, caFFR: 0.87
狭窄信息表:

序号	参考管径	狭窄直径	直径狭窄率	狭窄长度	caFFR	△caFFR	压力差
1	2.9mm	1.6mm	44.7%	16mm	0.87	0.13	12mmHg

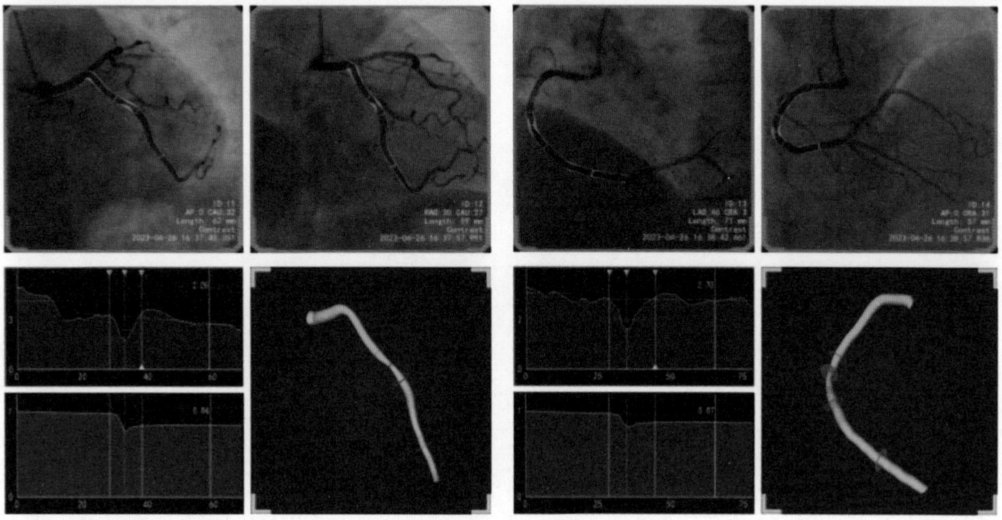

图2-3-4　caFFR检查

目前用药情况:阿司匹林肠溶片100mg口服QD,阿托伐他汀钙片20mg口服QN,单硝酸异山梨酯缓释片60mg口服QD,阿卡波糖50mg三餐时,多巴丝肼62.5mg口服QID,盐酸司来吉兰5mg口服QD,盐酸普拉克索0.125mg口服TID。

专家点评:尽管冠脉造影仍是目前诊断冠心病的金标准,但其在评价冠脉临界病变方面存在显著不足,容易导致误诊、漏诊或决策的失误。FAME研究提示,无论是50%~70%狭窄程度的临界病变,还是70%~90%的较严重狭窄,冠脉造影所显示的病变严重程度,不能很好地反映冠状动脉的功能学意义,即"冠脉狭窄不一定等于心肌缺血"。因此,单一从"结构学"来评价冠脉已经远远不够,迫使临床不断探索新的检测手段以优化冠心病患者的治疗方式(药物或血运重建方式)及PCI治疗效果。由此,冠脉生理学或功能学评估由此而生,并推动PCI领域步入以各种冠脉功能学指标为标志的新时代。自1993年Nico Pijls等首次提出FFR(血流储备分数)的概念,并先后经大量的临床研究如DEFER研究、FAME研究、FAME 2研究证实FFR指导冠脉介入治疗安全、可靠,近些年相继出现了以caFFR(基于计算流体力学的FFR)为代表的一些崭新的FFR衍生指标,包括iFR(瞬时无波形比值)、cFFR(造影剂诱导的血流储备分数)、RFR(静息全周期比率）、QFR（定量血流比值）、vFFR（血管血流储备分数）、OCT$_{FFR}$、IVUS$_{FFR}$、FFR$_{CT}$等。这些新的检测方法可靠性不劣于FFR，且无须使用压力导丝或血管扩张药物，简化了FFR测量过程，进一步推广了FFR在临床上的应用。FLASH Ⅰ研究显示同导丝FFR参照，caFFR的诊断准确度可达95.7%，且与导丝FFR具有良好的相关性，有关caFFR与FFR指导PCI患者预后的非劣效性研究FLASH Ⅱ研究正在进行中，该研究将为caFFR指导冠心病患者治疗决策进一步提供临床证据支持。本病例是一例体现caFFR"功能学"评价重要性的典型病例。患者为老年女性，既往存在高血压、糖尿病的冠心病危险因素，冠脉造影显示回旋支中段相对较重的狭窄，即结构学视角存在"较重"的冠脉狭窄，但患者临床表现并非典型的心绞痛症状，经caFFR检测该处回旋支狭窄并未导致实际意义上的心肌缺血（caFFR<0.75时提示狭窄病变可诱发心肌缺血），从而避免了过度的介入治疗。

（孙佩伟　吴成程）

病例4　caFFR指导DCB应用于冠状动脉原位小血管

患者，女性，69岁。主因"胸闷、气短2年，加重2个月"入院。

现病史：患者于入院前2年开始，反复出现胸闷、气短，症状发作与活动无关，常于情绪激动时明显，夏季天气炎热时发作频繁，偶伴心前区钝痛，拳头范围大小，休息或舌下含服"速效救心丸"后30min可逐渐缓解，无肩背部及左上肢放射痛，无胃灼热、反酸，无恶心、呕吐、大汗，无发热、咳嗽、咳痰，无头晕、黑矇及意识障碍等，曾就诊于天津市某医院给予输液治疗（具体不详），院外规律口服"心通口服液、心可舒、血府逐瘀胶囊"等药物治疗，患者述症状较前略有改善。患者近2个月自觉上述症状发作时程度较前加重，舌下含服"速效救心丸"后症状缓解不明显，现为求进一步诊治收入病房。患者自发病以来，精神尚可，食欲正常，睡眠尚可，大、小便正常，体重未见明显下降。

既往史：平素健康状况良好。既往高脂血症史5年，平素不规律服用瑞舒伐他汀钙10mg QN治疗，未定期监测血脂；高血压史3年余，血压最高达149/100mmHg，平素不规律服用氯沙坦钾氢氯噻嗪62.5mgQD治疗，自述血压控制在120/70mmHg左右；两年前胃镜检查发现贲门裂孔疝，偶有胃灼热、反酸，间断服用铝碳酸镁咀嚼片对症治疗。阑尾炎切除术后2年；否认外伤、出血、甲状腺功能亢进、哮喘等病史。否认食物、药物过敏史。

个人史：出生于天津市南开区，久居天津市南开区。否认吸烟、饮酒史。否认疫水疫区接触史。否认工业毒物、粉尘和放射性物质接触史。否认冶游史。

家族史：父母均已故，死因不详；否认家族遗传性病史。

体格检查：体温36.1℃，脉搏67次/分，呼吸20次/分，血压101/64mmHg，体重80.0kg，身高165cm。神志清醒，呼吸平稳，对答切题，口齿清晰，查体合作。全身皮肤黏膜无黄染，无全身浅表淋巴结肿大。颈软，无抵抗，无颈静脉充盈，气管位置居中，胸廓外形正常，无肋间隙增宽。叩诊双肺呈清音，两肺呼吸音粗，未闻及明显干、湿啰音，未闻及哮鸣音，心界叩诊无扩大,心率67次/分,节律齐,各瓣膜听诊区未及病理性杂音。腹部平坦,无压痛、反跳痛及肌紧张,肝、脾未触及,肝颈静脉回流征(-)。双下肢无凹陷性水肿。

血常规:WBC 10.42×10^9/L, RBC 5.06×10^{12}/L, PLT 313×10^9/L, Hb 150g/L, HCT 46.4%, MCV 91.7fl, MCH 29.6pg, MCHC 323g/L。

尿常规:尿比重1.015,尿隐血(-),尿白蛋白(-),尿白细胞(-),尿酮体(-)。

便常规:隐血(-)。凝血功能:PT 10.6s, PT-INR 0.97, APTT 30.3s, TT 16.8s, FIB 4.18g/L, D-二聚体426ng/ml。

血液生化:ALT 21U/L, AST 21U/L, GGT 46U/L(↑), TBIL 9.7μmol/L, DBIL 2.5μmol/L, TC 4.18mmol/L, TG 2.20mmol/L(↑), LDL-C 2.49mmol/L, HDL-C 1.08mmol/L, Glu 5.7mmol/L, BUN 7.0mmol/L, Cr 82μmol/L, URIC 375μmol/L, K^+ 3.4mmol/L。

游离甲状腺功能:FT_3 3.42pmol/L, FT_4 13.70pmol/L, TSH 7.119μU/ml(↑)。HbA1c 6.7%。

初步诊断:①冠状动脉粥样硬化性心脏病,不稳定型心绞痛? ②高血压2级(极高危)。③高脂血症。④阑尾术后。

心电图:窦性心律(图2-4-1)。

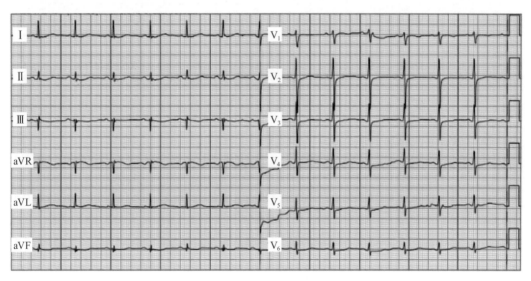

图2-4-1　入院心电图

心脏超声心动图:如图2-4-2超声提示左房增大;二尖瓣、三尖瓣反流(轻度)。

入院用药情况:阿司匹林肠溶片100mg口服QD,硫酸氢氯吡格雷片75mg口服QD,瑞舒伐他汀钙片10mg口服QN,单硝酸异山梨酯缓释片60mg口服QD,雷贝拉唑钠肠溶片10mg口服QD,氯沙坦钾氢氯噻嗪片62.5mg口服QD。

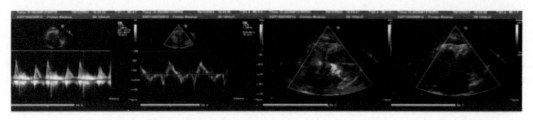

基本测值（M型/二维/血流多普勒/左室收缩、舒张功能）

		单位	正常成人参考值				单位	正常成人参考值	
			男	女				男	女
主动脉窦内径	29	mm	24～36	21～34	主肺动脉内径	22	mm	15～28	14～27
左房前后径	42	mm	24～38	22～37	右房左右径	38	mm	26～44	24～41
左室舒张末径（前后）	50	mm	38～54	37～50	右室左右径（中）	30	mm	16～37	15～34
左室收缩末径（前后）	31	mm	23～39	21～35	左室后壁厚度	11	mm	6～11	6～11
室间隔厚度	11	mm	6～11	6～11	肺动脉收缩压	29	mmHg	<30	
二尖瓣					三尖瓣				
E峰	0.4	m/s	0.6～1.3		E峰	0.4	m/s	0.3～0.7	
主动脉瓣					肺动脉瓣				
收缩期峰值流速	1.1	m/s	1.0～1.7		收缩期峰值流速	1.1	m/s	0.6～1.2	
左室收缩功能					左室舒张功能				
左室射血分数	67	%	53～76	53～77	二尖瓣E/A	0.8		0.8～1.2	
短轴缩短率	37	%	25～45		间隔E′	5.8	cm/s	>7.0	
左室舒张末容量	120	ml	46～128	38～107	侧壁E′	6.0	cm/s	>10.0	
左室收缩末容量	39	ml	12～50	8～44	平均E/E′	7.5		<10	

超声所见：
主动脉窦内径正常；左房增大，余各腔室内径正常；左、右室壁厚度及运动正常；房间隔及室间隔完整；各瓣膜结构未见明显异常，二尖瓣、三尖瓣可见少量反流信号，为中心性；心包未见明显异常。
超声提示：
左房增大
二尖瓣、三尖瓣反流（轻度）
左室舒张功能改变，请结合临床

图2-4-2　入院超声心动图

手术资料：冠脉造影检查如图2-4-3，冠脉分布优势类型为右优势型，左主干管壁不规则，前降支近段可见60%狭窄，前降支中段弥漫病变、最重可见50%狭窄，第一对角支开口可见30%狭窄，回旋支中段可见30%狭窄，右冠中段可见40%狭窄，右冠左心室后侧支可见75%狭窄。

患者心绞痛症状不典型，冠脉造影可见右冠左心室后侧支狭窄程度最重，为临界病变，遂行右冠caFFR检查，测得caFFR值为0.73（图2-4-4），拟行右冠PCI。

选用6F JR4.0指引导管，一条Runthrough导丝送至右冠左心室后侧支远端，Quantum 2.0mm×12mm球囊16atm于右冠左心室后侧支病变处预扩张（图2-4-5）。预处理后残余狭窄20%，无夹层、血肿（图2-4-6）。

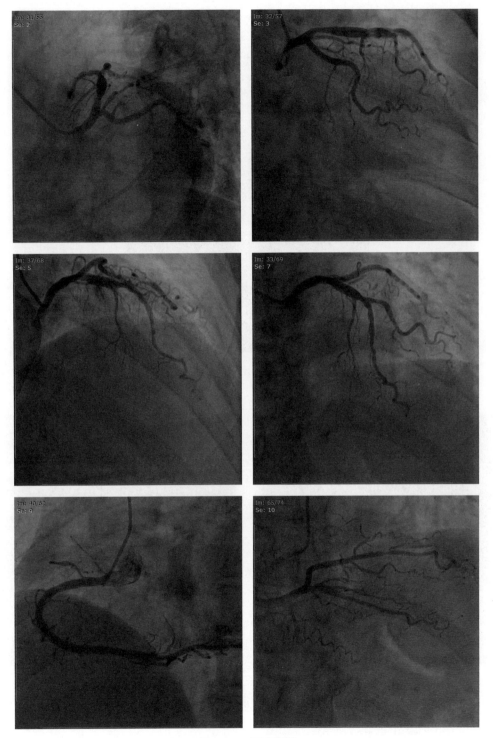

图 2-4-3　冠脉造影

右冠状动脉（RCA），caFFR: 0.73, Pa: 90mmHg,
血流速度: 198mm/s
狭窄信息表:

序号	参考管径	狭窄直径	直径狭窄率	狭窄长度	caFFR	△caFFR	压力差
1	2.1mm	1.1mm	48.7%	13mm	0.73	0.27	20mmHg

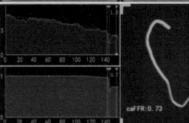

图2-4-4　caFFR检查

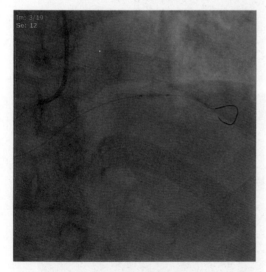

图2-4-5　球囊扩张

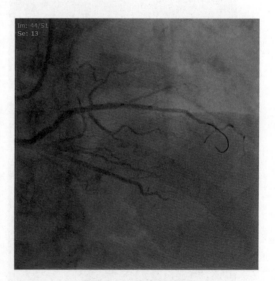

图2-4-6　球囊扩张后

复查caFFR为0.92（图2-4-7）。

拟以药物球囊行经皮冠状动脉腔内成形术（PTCA）（图2-4-8），送Shunmei 2.5mm×15mm药物球囊于右冠左室后侧支病变处以6atm×60s扩张。

多体位造影示: 右冠左室后侧支病变处扩张良好、无夹层, 残余狭窄20%, TIMI血流3级（图2-4-9）。

post-RCA, caFFR: 0.92, Pa: 90mmHg,
血流速度：184mm/s

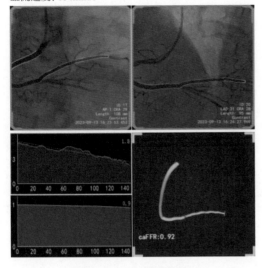

图2-4-7　caFFR检查

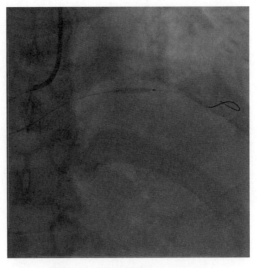

图2-4-8　药物球囊行PTCA术

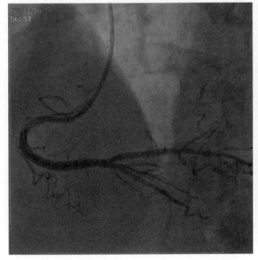

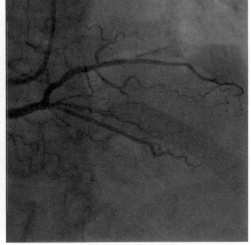

图2-4-9　药物球囊扩张后

专家点评：关于冠脉小血管的定义在不同的研究中是不一致的，尚无统一的定义。冠脉小血管的概念最早起源于STRESS试验和BENESTENT试验，被定义为通过定量冠脉造影确定的参照直径＜3mm的血管，也有研究建议将腔内影像学检查测量的血管直径＜2.5mm的定义为"小血管"更为恰当、准确。临床上从治疗策略和疗效上考虑，倾向于将≤2.5mm的血管定义为"小血管"。研究表明，冠脉小血管病变多见于女性、糖尿病及亚洲人群。该病例患者为老年女性，以胸闷、气短入院，症状表现不符合典型劳力型心绞痛，冠脉造影发现右冠左心室后侧支临界病变，针对该原位小血管病变的处理存在以下两个方面问题需要考虑：①该病变是否造成心肌缺血？是否需要进行血运重建治疗？②如果需要进行血运重建治疗,选择何种方式? 药物球囊或支架? 因此借助caFFR对该处临界病变进行功能学评价来判定狭窄是否导致了心肌缺血。根据既往临床研究显示,caFFR与心肌缺血具有高度相关性,如果caFFR<0.75,提示狭窄病变可诱发心肌缺血;如果caFFR>0.80,则冠脉狭窄导致心肌缺血的可能性较小,如果caFFR介于0.75～0.8为灰区,此时需要结合患者的临床表现及相关辅助检查进行综合判断。该患者右冠左室后侧支病变的caFFR值为0.73,功能学判定狭窄具有临床意义,有指征进行介入处理。研究表明,血管直径是支架内再狭窄的独立危险因素,血管直径每减少0.5mm,支架内再狭窄的风险增加60%,因此对于冠脉小血管病变,在预处理结果良好的情况下:①球囊完全膨胀,大小与血管直径相符;②残余狭窄≤30%,TIMI血流3级;③不存在限流剥离,药物球囊(DCB)"介入无植入"是比较受青睐的选择,一方面DCB在抑制血管内皮增生方面效果显著,有效降低再狭窄的发生;另一方面,DCB的使用可达到体内不留金属残余物的目的。

(孙佩伟　吴宪明)

病例5　caFFR评估多支临界病变

患者,男性,67岁。主因:"胸痛2年,加重1个月"入院。

现病史:于入院前2年,患者劳累后出现胸骨后疼痛,为烧灼感,范围约1个拳头大小,不伴大汗,不伴咽部紧缩感,无头痛、头晕、黑矇、晕厥,无发热、咳嗽咳痰,无恶心、呕吐,无腹痛、腹泻等不适,休息3～5min症状可自行缓解,频率1～2次/月,未予特殊诊治。于入院前1个月,患者再发上述症状,发作较前频繁,1～2次/周,进一步就诊于门诊,考虑不除外急性冠脉综合征,进一步收入病房。患者自本次发病以来,精神尚可,食欲正常,睡眠尚可,大便如常,小便如常,体重未见明显下降。

既往史:平素健康状况一般;有"高血压史5年,最高血压160/100mmHg,目前卡维地洛片10mg口服BID,苯磺酸氨氯地平片2.5mg口服QD,替米沙坦片40mg口服QD,平素血压控制在140/90mmHg左右;外院考虑血糖升高2年,服用二甲双胍调节血糖,未规律监测;否认高脂血症史";否认传染病史;按规定预防接种;腭肉切除手术史10年,无外伤史;否认输血史;否认药物过敏和食物过敏史。

个人史:出生于天津市市辖区,久居天津市河东区居住地。否认吸烟史;否认饮酒史。否认疫水疫区接触史。无工业毒物、粉尘、放射性物质接触史。无冶游史。

婚育史:已婚,结婚年龄23岁,育有1女,配偶健康状况良好。

家族史:父健在;母已故,死因糖尿病并发症;兄弟姐妹健在。家族中有类似患者,一兄曾行冠状动脉旁路移植术,具体不详。否认家族遗传性疾病史。

体格检查:体温36.1℃,脉搏83次/分,呼吸18次/分,血压147/98mmHg,体重76.0kg,身高170cm。意识清晰,自主体位,正常面容,查体合作。颈软无抵抗,颈动脉搏动正常,颈静脉无怒张,肝颈静脉回流征(-),未闻及血管杂音,气管居中,甲状腺无肿大。胸廓无畸形,胸骨无压痛,肋间隙正常,胸壁无静脉曲张,双侧乳腺正常。双侧呼吸运动对称,语颤正常,双肺叩诊呈清音,肺肝浊音界正常,肺下界正常,双肺呼吸音清,未闻及干、湿啰音,无哮鸣音。心前区无隆起,心尖冲动正常,心率83次/分,律齐,心音正常,无心包摩擦音,未闻及病理性杂音。腹部平坦,未见胃肠型,未见蠕动波,未见腹壁静脉曲张。腹部柔软、紧张度适中,无压痛,无反跳痛,无肌紧张。肝、脾未触及,未触及包块,无肝区、肾区叩击痛,移动性浊音(-),肠鸣音4次/分,未闻及血管杂音。双下肢无水肿。足背动脉搏动正常,双侧对称。

实验室检查及特殊检查:无。

入院初步诊断:①冠状动脉性心脏病,不稳定型心绞痛。②高血压2级(极高危)。

入院药物治疗:阿司匹林肠溶片100mg口服QD,氢氯吡格雷片75mg口服QD,雷贝拉唑钠肠溶片10mg口服QD,瑞舒伐他汀钙片10mg口服QN,苯磺酸氨氯地平片2.5mg口服QD,替米沙坦片40mg口服QD,卡维地洛片10mg口服BID。

入院心电图:窦性心律,心率83次/分(图2-5-1)。

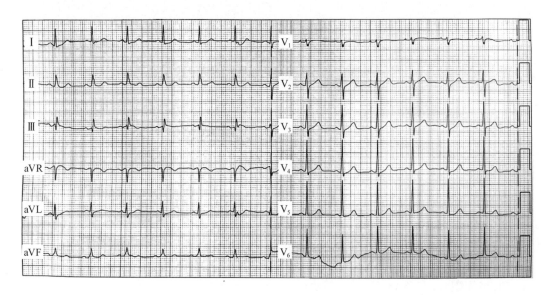

图2-5-1　入院心电图

入院超声心动图:LA 42mm, LV 45mm, RA 38mm, RV 32mm, EF 63%,提示主动脉窦增宽,左房增大,二、三尖瓣轻度反流,左室舒张功能改变(图2-5-2)。

入院化验检查:血常规示WBC 7.44×10^9/L, Hb 122g/L, PLT 162×10^9/L。总胆固醇4.43mmol/L,甘油三酯1.39mmol/L,高密度脂蛋白胆固醇1.13mmol/L,低密度脂蛋白胆固醇2.87mmol/L,葡萄糖6.3mmol/L(↑),糖化血红蛋白:6.30%(↑),谷草转氨酶15U/L,谷丙转氨酶12U/L。尿常规:尿隐血(±)(↑),尿白蛋白(+)(↑);尿蛋白计算结果325.0mg/24h(↑)。凝血功能、肝肾功能、肌钙蛋白、电解质、游离甲状腺功能未见明显异常。

2-D及M型				Doppler	收缩期	舒张期
主动脉窦径	38mm	主肺动脉径	25mm	二尖瓣	420cm/s	71cm/s
左房前后径	42mm	左室舒末径	45mm	三尖瓣	262cm/s	50cm/s
右房左右径	38mm	右室左右径	32mm	主动脉瓣	120cm/s	
室间隔厚度	9mm	运动幅度	7mm	肺动脉瓣	93cm/s	
左室后壁厚度	9mm	运动幅度	9mm	肺动脉压力	27mmHg	
心功能检查:	左室射血分数(EF):0.63		二尖瓣血流E/A:1.1		组织多普勒Ea/Aa:0.8	

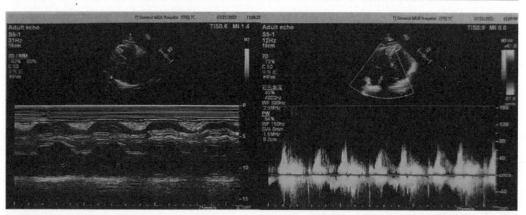

超声所见:
主动脉窦内径增宽;左房增大,余各腔室内径正常;左、右室壁厚度及运动正常;房间隔及室间隔完整;各瓣膜结构未见明显异常,二尖瓣、三尖瓣可见少量反流信号,为中心性;心包未见明显异常。
超声提示:
主动脉窦增宽
左房增大
二尖瓣、三尖瓣反流(轻度)
左室舒张功能改变,请结合临床

图2-5-2 入院超声心动图

冠脉造影过程及结果:患者平卧于导管床,用碘伏消毒右上肢及肘以下2次。以双侧腹股沟为中心,从内到外,上至脐水平,下至膝关节水平,消毒2次,铺巾、展单,暴露右桡动脉手术野。在腕横纹上约2cm桡动脉搏动明显处,用2%利多卡因1ml局部麻醉后穿刺右桡动脉成功,以Seldinger法植入6F动脉鞘管。5F TIG导管行左、右冠脉造影。结果示冠脉分布优势类型呈右优势型,左主干未见狭窄,前降支近段至中段弥漫病变伴钙化,中段最重可见80%狭窄,第一对角支开口可见70%狭窄,回旋支中段可见70%狭窄,右冠近段至远段弥漫病变,最重可见70%狭窄,后降支近段可见80%狭窄(图2-5-3~图2-5-6)。

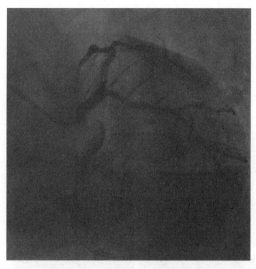

图2-5-3　LAO45°＋CAU30°

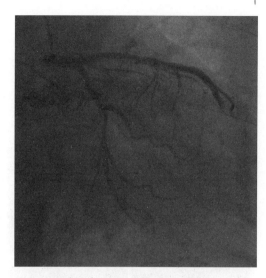

图2-5-4　RAO30°＋CAU30°

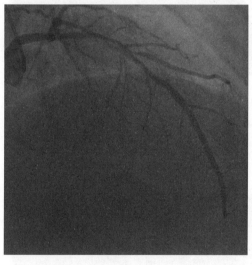

图2-5-5　RAO30°＋CRU30°

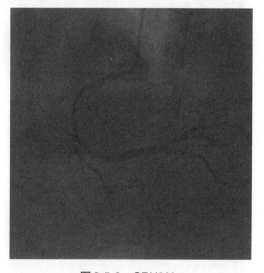

图2-5-6　CRU30°

　　病例分析及策略选择：患者出现典型心绞痛症状，心电图无明显异常，造影示冠脉三支临界病变，拟行caFFR检查，明确罪犯血管，必要时PCI治疗。

　　caFFR检查及手术过程：术中分别行前降支、回旋支和右冠caFFR检查，测得前降支caFFR 0.76，caIMR 34.1；对角支caFFR 0.86：回旋支caFFR 0.89，caIMR 33.7；右冠caFFR 0.76，caIMR 31.3（图2-5-7）。

　　考虑患者前降支供血范围大，会诊后决定行前降支PCI术。更换为桡动脉7F薄壁鞘管，送7F UBS3.5指引导管至左冠开口，将两条Runthrough NS导丝分别送至前降支和对角支远段，以APT Ⅱ 2.5mm×20mm球囊12～16atm扩张前降支病变处，采用APT技术保护边支，以Quantum 2.0mm×15mm球囊6～10atm扩张对角支开口病变处，送FirekingFisher 3.5mm×33mm支架至前降支中段病变处，定位准确后以8atm释放（图2-5-8，图2-5-9）。

左前降支（LAD），Pa：93mmHg，血流速度：84mm/s，caFFR：0.76
狭窄信息表：

序号	参考管径	狭窄直径	直径狭窄率	狭窄长度	caFFR	△caFFR	压力差
1	0.0mm	1.4mm	52.4%	42mm	0.76	0.24	20mmHg

左回旋支（LCX），Pa：93mmHg，血流速度：99mm/s，caFFR：0.89
狭窄信息表：

序号	参考管径	狭窄直径	直径狭窄率	狭窄长度	caFFR	△caFFR	压力差
1	0.0mm	1.4mm	36.8%	17mm	0.89	0.11	6mmHg

右冠状动脉（RCA），Pa：89mmHg，血流速度：87mm/s，caFFR：0.76
狭窄信息表：

序号	参考管径	狭窄直径	直径狭窄率	狭窄长度	caFFR	△caFFR	压力差
1	0.0mm	1.5mm	42.3%	48mm	0.84	0.16	12mmHg
2	0.0mm	1.2mm	41.6%	7mm	0.76	0.08	7mmHg

第一对角支（D1），Pa：97mmHg，血流速度：73mm/s，caFFR：0.86
狭窄信息表：

序号	参考管径	狭窄直径	直径狭窄率	狭窄长度	caFFR	△caFFR	压力差
1	2.2mm	1.2mm	45.9%	25mm	0.86	0.14	10mmHg

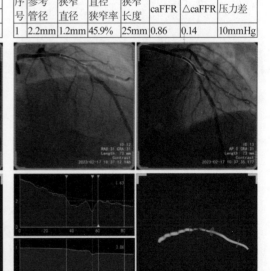

图2-5-7　术前caFFR检查

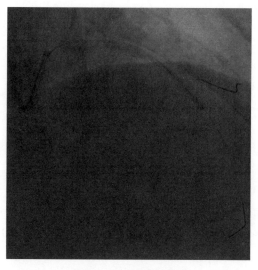

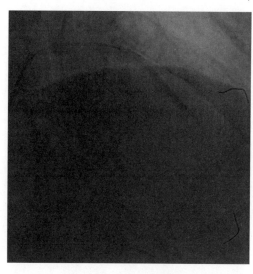

图2-5-8　球囊预扩张　　　　　　　　　　图2-5-9　中段支架释放

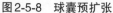

送FirekingFisher 3.5mm×23mm支架至前降支近中段病变处，远段与前支架重叠2mm，定位准确后以9atm释放，以Quantum 3.5mm×15mm球囊12～14atm于前降支近段支架内POT，Rewire对角支导丝，以APT Ⅱ1.5mm×15mm球囊8～12atm扩张对角支开口，以Quantum 3.5mm×15mm球囊12～20atm行支架内后扩张，并与对角支以Quantum 2.0mm×15mm球囊12atm对吻扩张，以Quantum 3.5mm×15mm球囊12～16atm于前降支近中段行支架内后扩张，造影示前降支中段发出对角支处支架膨胀不良，以Quantum 3.5mm×15mm球囊16～26atm扩张前降支中段支架处（图2-5-10，图2-5-11）。

多角度造影示支架贴壁、膨胀良好，无夹层，TIMI血流3级（图2-5-12，图2-5-13）。

术后测得前降支caFFR 0.96；caIMR 35.1，对角支caFFR 0.80（图2-5-14）。

撤出导管、导丝，拔除桡动脉鞘管，以加压绑带加压包扎，结束手术。术后心率56次/分，主动脉压力124/66mmHg，血氧饱和度99%。术中共用肝素7000U。

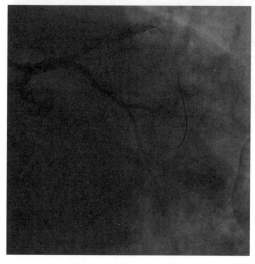

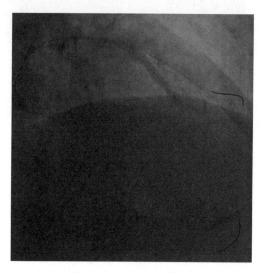

图2-5-10　近段支架释放　　　　　　　　　图2-5-11　支架内后扩张

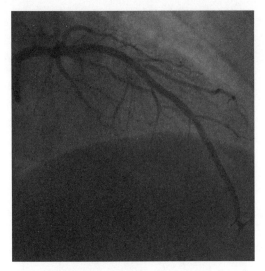

图2-5-12　RAO30°＋CRU30°

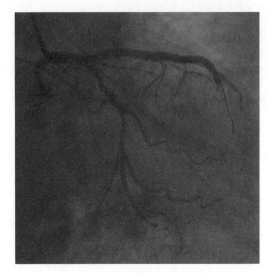

图2-5-13　RAO30°＋CAU30°

post-D1, Pa: 93mmHg, 血流速度: 172mm/s, caFFR: 0.80

狭窄信息表:

序号	参考管径	狭窄直径	直径狭窄率	狭窄长度	caFFR	△caFFR	压力差
1	2.4mm	1.4mm	39.5%	19mm	0.80	0.20	12mmHg

post-LAD, Pa: 90mmHg, 血流速度: 96mm/s, caFFR: 0.96

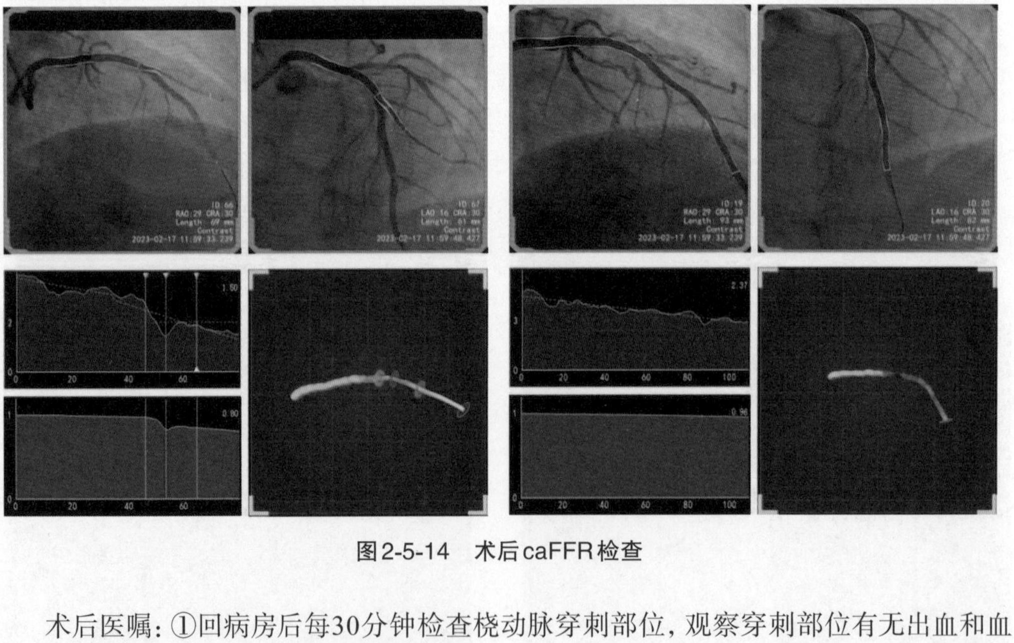

图2-5-14　术后caFFR检查

术后医嘱: ①回病房后每30分钟检查桡动脉穿刺部位, 观察穿刺部位有无出血和血肿, 约6h解除止血绑带。②监测血压、心率。③LAD植入支架后, 测量caIMR＞25, 呈阳性, 提示该患者术后仍可能存在微循环障碍, 加用尼可地尔。④择期行右冠PCI术。

术后心电图: 窦性心律, 心率58次/分(图2-5-15)。

出院诊断: ①冠状动脉性心脏病, 不稳定型心绞痛。②高血压2级(极高危)。

出院时情况: 患者述胸痛胸闷较前明显好转, 查体: 脉搏55次/分, 血压124/74mmHg。

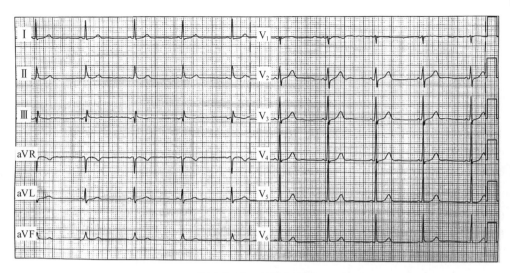

图2-5-15　术后心电图

神志清醒，颈软，无抵抗感，无颈静脉充盈，气管位置居中，胸廓外形正常，无肋间隙增宽，呼吸音呈清音，未闻及干、湿啰音，未闻及哮鸣音，心率55次/分，节律齐，无杂音，腹部平坦，无压痛及反跳痛，双下肢无凹陷性水肿。

出院医嘱：①低盐低脂饮食，戒烟限酒，避免劳累、情绪波动、用力等，院外适当活动，以不引起胸闷胸痛等症状为宜。监测血压、心律、心率情况。②若患者院外再次出现类似胸痛症状，及时于我院心内科就诊，严重时可拨打"120"，通过急救车转运更安全。③1个月后心内科门诊随诊，复查血常规、肝肾功能、电解质、CK、血脂、血糖等化验，1～3个月后复查心电图、超声心动图。④严格遵医嘱服药，出院带药（7d）：氢氯吡格雷片75mg口服QD，尼可地尔片5mg口服TID，雷贝拉唑钠肠溶片10mg口服QD，瑞舒伐他汀钙片10mg口服QN，苯磺酸氨氯地平片2.5mg口服QD，替米沙坦片40mg口服QD，阿司匹林肠溶片100mg口服QD，卡维地洛片10mg口服BID，依折麦布10mg口服QD（自备）。⑤可通过医院APP挂心内科网络门诊，可于出院后7d网络购药。

门诊随访：术后1个月门诊复查：患者未述胸痛、胸闷等不适，活动耐量明显增加，CK 89U/L，Cr 62μmol/L，LDL-c 1.53mmol/L，Glu 6.3mmol/L。

术后3个月门诊复查：患者未述胸痛、胸闷等不适，Cr 66μmol/L，LDL-c 1.58mmol/L，Glu 6.3mmol/L。

专家点评：患者为中老年男性，典型的心绞痛症状入院，完善术前相关检查，造影示为前降支、回旋支及右冠三支病变。为明确罪犯血管，术中行caFFR功能学检查，结果显示前降支和右冠病变存在明显的心肌缺血，考虑前降支供血范围大，决定先行前降支血运重建治疗，择期行右冠PCI术。LAD植入支架后，测量caIMR>25，呈阳性，提示该患者术后仍可能存在微循环障碍，加用尼可地尔改善冠脉微循环治疗。

caFFR简便、安全、高效，助力明确罪犯血管，同时指导非罪犯血管的择期血运重建策略。术后联合检查caFFR、caIMR可提供更多鉴别缺血性心脏病原因的证据，对于微循环存在问题的患者有效指导术后用药选择，为患者带来更好的远期预后效果。

（黄进勇　郭一凡）

病例6 caFFR指导多支远段血管弥漫病变介入治疗

患者, 男性, 57岁。主因"体检发现冠脉CT异常1周"入院。

现病史: 患者于入院前1周, 体检行冠脉CTA: 右冠脉第一段管壁混合斑块, 管腔重度狭窄; 第三段管壁钙化、非钙化斑块, 管腔中度狭窄; 左主干管壁混合斑块、管腔中度狭窄; 左前降支第六段管壁混合斑块, 管腔重度狭窄; 第七段局部与心肌关系密切, 管壁混合斑块、管腔中度狭窄; 第八段管壁钙化、管腔轻度狭窄; 第一对角支管壁钙化、混合斑块, 管腔中-重度狭窄; 左回旋支第十一段管壁混合斑块, 管腔轻度狭窄; 第十三段管壁混合斑块, 管腔重度狭窄; 患者无胸痛胸闷, 无呼吸困难, 无大汗淋漓, 无反酸, 无嗳气, 无恶心, 无呕吐, 无头晕, 无黑矇。拟行冠脉造影, 进一步明确冠脉情况, 收入病房。患者自本次发病以来, 精神尚可, 食欲正常, 睡眠尚可, 大小便如常, 体重未见明显下降。

既往史: 平素健康状况良好; 既往高血压12年, 最高达140~150/90~100mmHg, 平素口服硝苯地平、氯沙坦钾降压, 血压控制可; 无糖尿病、冠心病史; 否认传染病史; 10年前行痔手术; 无外伤史; 否认输血史; 否认药物过敏史和食物过敏史。

个人史: 出生于天津市河西区, 久居天津市河西区。有吸烟史10年, 平均10支/日, 已戒烟6年; 否认饮酒史。否认疫水疫区接触史。无工业毒物、粉尘、放射性物质接触史。无冶游史。

婚育史: 适龄结婚, 育有1子, 配偶体健。

家族史: 父亲和母亲均有高血压、脑血管病史。

体格检查: 体温36.5℃, 脉搏69次/分, 呼吸16次/分, 血压135/97mmHg, 体重75.0kg, 身高175cm。意识清晰, 自主体位, 正常面容, 查体合作。颈软无抵抗, 颈动脉搏动正常, 颈静脉无怒张, 肝颈静脉回流征(-), 未闻及血管杂音, 气管居中, 甲状腺无肿大。胸廓无畸形, 胸骨无压痛, 肋间隙正常, 胸壁无静脉曲张, 双侧乳腺正常。双侧呼吸运动对称, 语颤正常, 双肺叩诊呈清音, 肺肝浊音界正常, 肺下界正常, 双肺呼吸音清, 未闻及干、湿啰音, 无哮鸣音。心前区无隆起, 心尖冲动正常, 心率69次/分, 律齐, 心音正常, 无心包摩擦音, 未闻及病理性杂音。腹部平坦, 未见胃肠型, 未见蠕动波, 未见腹壁静脉曲张。腹部柔软、紧张度适中, 无压痛, 无反跳痛, 无肌紧张。肝、脾未触及, 未触及包块, 无肝区、无肾区叩击痛, 移动性浊音(-), 肠鸣音4次/分, 未闻及血管杂音。双下肢无水肿。足背动脉搏动正常, 双侧对称。

实验室检查及特殊检查: 无。

入院初步诊断: ①冠状动脉性心脏病, 不稳定型心绞痛。②高血压1级(极高危)。

入院药物治疗: 阿司匹林肠溶片100mg口服QD, 氢氯吡格雷片75mg口服QD, 雷贝拉唑钠肠溶片10mg口服QD, 瑞舒伐他汀钙片10mg口服QN, 单硝酸异山梨酯缓释片30mg口服QD, 硝苯地平控释片30mg口服QD。

入院心电图: 窦性心律, 心率71次/分, 室性期前收缩(图2-6-1)。

入院超声心动图: LA 40mm, LVEDV 52mm, RA 38mm, RV 33mm, IVS 10mm, LVPW 10mm, LVEF 65%, E/A 0.6; 超声提示主动脉窦增宽, 左房增大, 二尖瓣、三尖瓣反流(轻度), 左室舒张功能改变, 请结合临床(图2-6-2)。

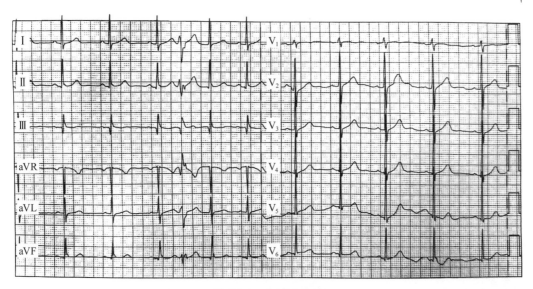

图2-6-1 入院心电图

2-D及M型				Doppler	收缩期	舒张期
主动脉窦径	39mm	主肺动脉径	22mm	二尖瓣	450cm/s	52cm/s
左房前后径	40mm	左室舒末径	52mm	三尖瓣	229cm/s	60cm/s
右房左右径	38mm	右室左右径	33mm	主动脉瓣	110cm/s	
室间隔厚度	10mm	运动幅度	8mm	肺动脉瓣	90cm/s	
左室后壁厚度	10mm	运动幅度	10mm	肺动脉压力	21mmHg	
心功能检查:	左室射血分数(EF):0.65		二尖瓣血流E/A:0.6		组织多普勒Ea/Aa:	

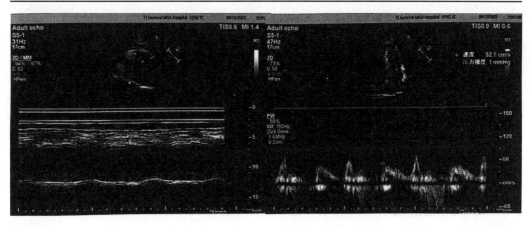

超声所见:
主动脉窦内径增宽;左房增大,余各腔室内径正常;左、右室壁厚度及运动正常;房间隔及室间隔完整;各瓣膜结构未见明显异常,二尖瓣、三尖瓣可见少量反流信号,为中心性;心包未见明显异常。
超声提示:
主动脉窦增宽
左房增大
二尖瓣、三尖瓣反流(轻度)
左室舒张功能改变,请结合临床

图2-6-2 入院超声心动图

入院化验检查：血常规示WBC 6.84×10⁹/L，Hb 146g/L，PLT 202×10⁹/L。肝功能＋血脂：总胆固醇5.44mmol/L（↑），甘油三酯1.37mmol/L，高密度脂蛋白胆固醇1.26mmol/L，低密度脂蛋白胆固醇3.27mmol/L，总胆红素10.2μmol/L，乳酸脱氢酶168.0U/L，γ-谷氨酰转酞酶19U/L，谷草转氨酶22U/L，谷丙转氨酶33U/L，碱性磷酸酶78U/L，白蛋白（溴甲酚绿法）49g/L，直接胆红素2.3μmol/L；凝血功能：纤维蛋白原3.30g/L，血浆D-二聚体测定-定量173ng/ml（FEU）；生化：肌钙蛋白T 0.003ng/ml，钾4.2mmol/L，尿素5.7mmol/L，肌酐（酶法）74μmol/L，尿酸264μmol/L，肌酸激酶64U/L，肌酸激酶同工酶9U/L；B型钠尿肽测定18pg/mL；尿常规：尿隐血（-），尿白蛋白（-），尿白细胞酯酶（-）；便常规：隐血试验（化学法）阳性（＋＋）（↑），隐血试验（免疫法）（-）。游离甲状腺功能未见明显异常。

冠脉造影过程及结果：患者平卧于导管床，用碘伏消毒右上肢及肘以下2次。以双侧腹股沟为中心，从内到外，上至脐水平，下至膝关节水平，消毒2次，铺巾、展单，暴露右桡动脉手术野。在腕横纹上约2cm桡动脉搏动明显处，用2%利多卡因1ml局部麻醉后穿刺右桡动脉成功，以Seldinger法植入6F动脉鞘管。5F TIG导管行左、右冠脉造影。结果示：冠脉分布优势类型呈右优势型，左主干末端可见50%狭窄，前降支近中段可见40%狭窄，前降支中段可见Ⅰ级心肌桥，前降支中段至远段弥漫病变、最重可见70%狭窄，回旋支中段可见50%狭窄，回旋支中远段至第二钝缘支近段弥漫病变、最重可见95%狭窄，回旋支远段细小、可见95%狭窄、可见竞争血流，第一钝缘支细小、近段可见80%狭窄，右冠近中段可见50%狭窄，后降支近中段可见70%狭窄，后侧支近段可见95%狭窄，右冠远段予回旋支远段侧支循环（图2-6-3～图2-6-7）。

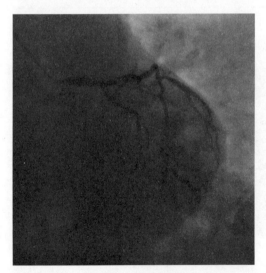

图2-6-3　CAU30°

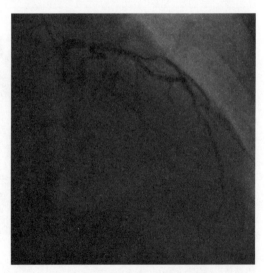

图2-6-4　RAO30°＋CAU30°

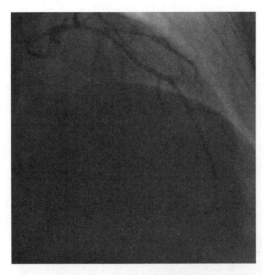

图2-6-5　RAO30°＋CRU30°

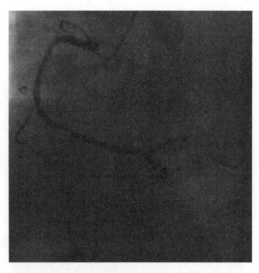

图2-6-6　LAO45°

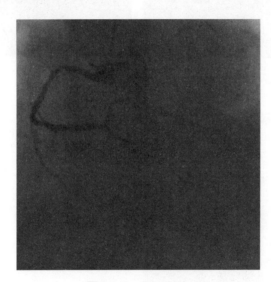

图2-6-7　CRU30°

病例分析及策略选择：患者冠脉三支病变，无明显心绞痛症状，拟行caFFR检查，必要时行PCI治疗。

caFFR检查及手术过程：右冠-后侧支病变处caFFR 0.59，第二钝缘支病变处caFFR 0.70，前降支远段病变处caFFR 0.72（图2-6-8）。

左前降支（LAD），Pa: 100mmHg，血流速度: 153mm/s，caFFR: 0.72

狭窄信息表：

序号	参考管径	狭窄直径	直径狭窄率	狭窄长度	caFFR	△caFFR	压力差
1	2.1mm	1.1mm	44.6%	27mm	0.72	0.28	24mmHg

左回旋支（LCX），Pa: 95mmHg，血流速度: 130mm/s，caFFR: 0.70

狭窄信息表：

序号	参考管径	狭窄直径	直径狭窄率	狭窄长度	caFFR	△caFFR	压力差
1	0.0mm	0.8mm	55.6%	25mm	0.70	0.30	24mmHg

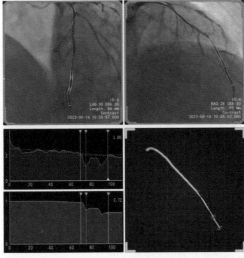

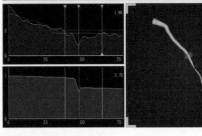

右冠状动脉（RCA），Pa: 99mmHg，血流速度: 163mm/s，caFFR: 0.59

狭窄信息表：

序号	参考管径	狭窄直径	直径狭窄率	狭窄长度	caFFR	△caFFR	压力差
1	0.0mm	1.9mm	38.1%	27mm	0.89	0.11	9mmHg
2	0.0mm	0.9mm	54.1%	25mm	0.59	0.30	30mmHg

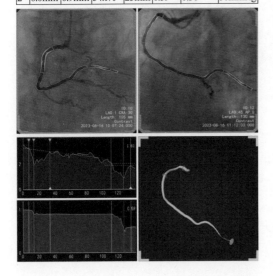

图2-6-8　术前caFFR检查

会诊后决定行右冠-后侧支及回旋支-钝缘支PCI。送6F JR4.0指引导管至右冠开口，将一条Runthrough NS导丝送至后侧支远段，以MINI TREK 2.0mm×20mm球囊12～16atm扩张右冠-后侧支病变处，以柏腾2.25mm×25mm药物球囊6atm×60s扩张后侧支病变处，造影示无夹层、无血肿，残余狭窄＜20%，TIMI血流3级（图2-6-9～图2-6-11）。

送6F EBU3.5指引导管至左冠开口，将两条Runthrough NS导丝分别送至回旋支和第二钝缘支远段，以MINI TREK 2.0mm×20mm球囊12atm扩张钝缘支病变处，以MINI TREK 1.5mm×15mm球囊6atm扩张回旋支远段病变处，以Vesselin 2.5mm×28mm药物球囊8atm×60s扩张回旋支中远段至第二钝缘支近段病变处，造影示无夹层、无血肿，残余狭窄＜20%，TIMI血流3级（图2-6-12～图2-6-16）。

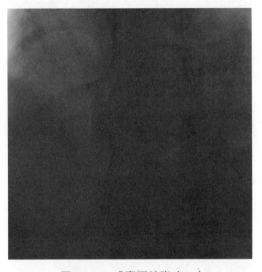

图2-6-9 球囊预扩张（一）

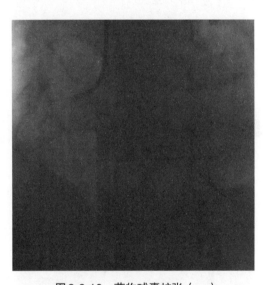

图2-6-10 药物球囊扩张（一）

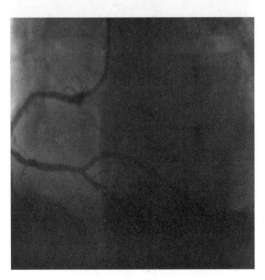

图2-6-11 术后造影（一）

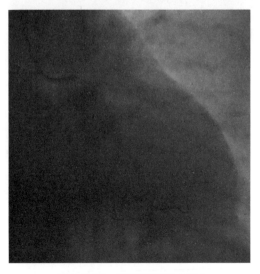

图2-6-12 球囊预扩张（二）

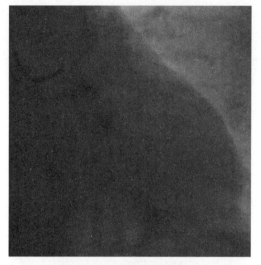

图2-6-13　球囊预扩张（三）

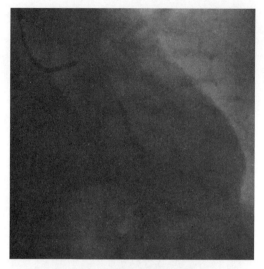

图2-6-14　药物球囊扩张（二）

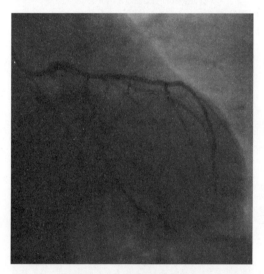

图2-6-15　术后造影（二）

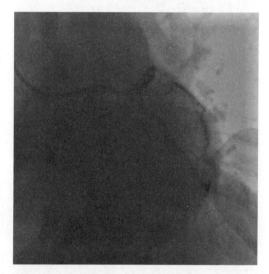

图2-6-16　术后造影（三）

术后测得回旋支-钝缘支caFFR 0.95；右冠-后侧支caFFR 0.92（图2-6-17）。

撤出导管、导丝，拔除桡动脉鞘管，以加压绑带加压包扎，结束手术。术后心率67次/分，主动脉压力146/83mmHg，血氧饱和度98%。术中共用肝素7500U。

术后医嘱：①回病房后每30分钟检查桡动脉穿刺部位，观察穿刺部位有无出血和血肿，约6h解除止血绑带。②监测血压、心率。

术后心电图：窦性心律，心率63次/分（图2-6-18）。

post-LCX, Pa: 97mmHg, 血流速度: 111mm/s,
caFFR: 0.95

post-RCA, Pa: 98mmHg, 血流速度: 113mm/s,
caFFR: 0.92

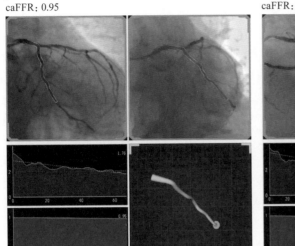
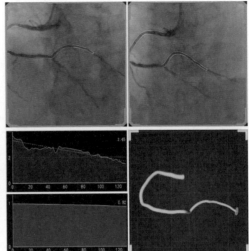

图2-6-17　术后caFFR检查

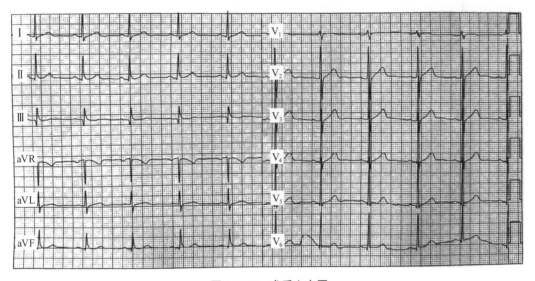

图2-6-18　术后心电图

出院诊断：①冠状动脉性心脏病，不稳定型心绞痛，心功能Ⅰ级（NYHA分级）。②高血压1级（极高危）。

出院时情况：患者未述特殊不适，查体：心率63次/分，血压124/84mmHg。神清语利，查体合作。皮肤、黏膜无明显黄染、苍白、出血。颈软无抵抗，颈静脉无充盈，气管居中，甲状腺无肿大。双肺呼吸音粗，未闻及干、湿啰音。心音有力，心律齐，心率63次/分。腹平软，无压痛、反跳痛、肌紧张，肠鸣音存在。双下肢无水肿。生理反射正常，病理反射未引出。

出院医嘱：①低盐低脂饮食，避免劳累、情绪波动、用力等，院外适当活动，以不引起胸闷、胸痛等症状为宜。监测血压、心律、心率情况。②若患者院外再次出现类似症状，及时就诊，严重时可拨打"120"，通过急救车转运更安全。③1个月后心内科门诊随诊，复查血常规、肝肾功能、电解质、CK、血脂、血糖等化验，1～3个月后复查心电图、超声心动图。④严格遵医嘱服药，不能擅自停药。出院带药（7d）：阿司匹林肠溶片100mg口服QD，硫酸氢氯吡格雷片75mg口服QD，瑞舒伐他汀钙片10mg口服QN，雷贝拉唑钠肠溶片10mg口服QD，单硝酸异山梨酯缓释片30mg口服QD，氯沙坦钾片50mg口服QD，硝苯地平控释片30mg口服QD。⑤可通过医院APP挂心内科网络门诊，可于出院后7d网络购药。

专家点评：患者为中年男性，无明显的胸痛、胸闷等心绞痛症状，行冠脉CT提示冠脉三支病变。入院进一步完善冠脉造影，患者冠脉三支远端血管弥漫病变。对于多支病变远端血管弥漫病变的患者，确定靶血管、靶病变，把复杂的病变简单化，caFFR功能学检查起到了关键作用。

正如该患者右冠近段及远段都存在病变，对于多节段的病变需要通过压力差确定靶病变，根据结果明确远段为靶病变，对远段病变进行药物球囊PTCA处理，精准有效。

（黄进勇）

病例7　caFFR指导DCB应用于ISR病变

患者，女性，66岁。主因"突发心前区不适4个月，再发1周"入院。

现病史：患者于入院前4个月做家务活时突发心前区不适，性质不能描述，范围约手掌大小，伴双上肢不适及大汗，程度较为剧烈，呈濒死感，无胸痛、胸闷，无胃灼热、反酸、恶心、呕吐，无发热、咳嗽、咳痰，无头晕、黑矇及意识障碍等，上述症状持续约30min逐渐缓解。患者紧急就诊于当地医院，行心电图检查示：窦性心律，V_1～V_5导联ST段压低0.1～0.2mV，化验肌钙蛋白升高，诊断为急性非ST段抬高型心肌梗死，收入院行冠脉造影检查示前降支近中段弥漫病变伴钙化，最重可见90%狭窄，分叉病变，Medina 1，1，1型，对角支开口狭窄90%伴钙化，术中于前降支行旋磨后植入Excrossal 2.25mm×29mm、Excrossal 2.25mm×29mm支架2枚，于对角支近段病变处植入Excrossal 2.25mm×14mm支架1枚，于对角支口部以Restore Deb 2.25mm×20mm药物球囊行PTCA治疗，患者病情好转出院，院外遵医嘱规律服用阿司匹林、替格瑞洛、阿托伐他汀钙等冠心病二级预防药物治疗，未再发作心前区不适。患者于入院前1周于夜间睡眠时再次发作心前区不适，症状性质同前，程度较前减轻，患者舌下含服硝酸甘油0.5mg后3～5min缓解。现为求进一步诊治前来就诊。患者自发病以来，精神尚可，食欲正常，睡眠尚可，大小便正常，体重未见明显变化。

既往史：平素健康状况一般。既往高血压史30余年，血压最高达180/100mmHg，平素规律服用硝苯地平30mg QD，血压控制可；2型糖尿病10年，4个月前血糖控制差，空腹血糖高达19mmol/L，近期规律使用利拉鲁肽1.8mg QD、达格列净10mg QD、甘精胰岛素注射液12U皮下注射睡前降糖治疗，血糖控制可，监测空腹血糖为7～8mmol/L，餐后血糖为10～11mmol/L；陈旧性脑梗死史10年，现未遗留偏侧肢体感觉及活动异常。否认出血、甲状腺功能亢进、哮喘等病史。否认手术、外伤及输血史，否认食物、药物过敏史。

个人史：出生于河北省邯郸市，久居河北省邯郸市。否认吸烟、饮酒史。否认疫水疫区接触史。否认工业毒物、粉尘、放射性物质接触史。否认冶游史。

家族史：父母均已故，死因不详；否认家族遗传性疾病史。

体格检查：体温36.2℃，脉搏70次/分，呼吸19次/分，血压125/62mmHg，体重66.0kg，身高155cm。神志清醒，呼吸平稳，对答切题，口齿清晰，查体合作。全身皮肤黏膜无黄染，无全身浅表淋巴结肿大。颈软，无抵抗，无颈静脉充盈，气管位置居中，胸廓外形正常，无肋间隙增宽。叩诊双肺呈清音，两肺呼吸音清，未闻及明显干、湿啰音，未闻及哮鸣音，心界叩诊无扩大，心率70次/分，节律齐，各瓣膜听诊区未及病理性杂音。腹部平坦，无压痛、反跳痛及肌紧张，肝、脾未触及，肝颈静脉回流征(-)。双下肢无凹陷性水肿。

血常规：WBC 5.87×10^9/L，RBC 3.90×10^{12}/L，PLT 262×10^9/L，Hb 117g/L，HCT 34.9%，MCV 89.5fl，MCH 30.0pg，MCHC 335g/L。

尿常规：尿比重1.035，尿隐血(-)，尿白蛋白(-)，尿白细胞(-)，尿葡萄糖(++++)，尿酮体(-)。

便常规：隐血(-)。凝血功能：PT 10.0s，PT-INR 0.91，APTT 26.8s，TT 20.5s，FIB 3.35g/L，D-二聚体529ng/ml。

血液生化：ALT 23U/L，AST17U/L，GGT 17U/L，TBIL 10.4μmol/L，DBIL 2.7μmol/L，TC 3.63mmol/L，TG 1.15mmol/L，LDL-C 2.22mmol/L，HDL-C 0.97mmol/L，Glu 5.9mmol/L，BUN 4.2mmol/L，Cr 34μmol/L，URIC 291μmol/L。游离甲状腺功能：FT_3 3.52pmol/L，FT_4 10.76pmol/L，TSH 1.578μU/ml。HbA1c 8.1%。

初步诊断：①冠状动脉粥样硬化性心脏病，不稳定型心绞痛，陈旧性心肌梗死，冠状动脉支架植入术后状态，心功能Ⅰ级(NYHA)。②高血压3级(极高危)。③2型糖尿病。④陈旧性脑梗死。

入院用药情况：阿司匹林肠溶片100mg口服QD，替格瑞洛片90mg口服Q12H，阿托伐他汀钙片20mg口服QN，琥珀酸美托洛尔缓释片47.5mg口服QD，单硝酸异山梨酯缓释片60mg口服QD，雷贝拉唑钠肠溶片10mg口服QD，利拉鲁肽注射液1.8mg皮下QD，达格列净10mg口服QD，甘精胰岛素注射液12U皮下睡前，硝苯地平控释片30mg口服QD。

心电图：窦性心律、临界性PR间期延长(图2-7-1)。

心脏超声心动图：如图2-7-2超声提示左房增大；左室壁对称性增厚；二尖瓣、三尖瓣反流(轻度)；左室舒张功能改变。

手术资料：冠脉造影结果如图2-7-3，冠状动脉分布优势类型为右优势型，左主干未见狭窄，前降支中段支架内管腔丢失75%，对角支支架内未见再狭窄，回旋支远段可见60%狭窄，右冠第二屈膝部可见60%狭窄。

患者前降支支架内再狭窄为临界病变，术中行前降支caFFR检查为0.71(图2-7-4)。

根据caFFR检测结果，拟行前降支PCI。

选用6F UBS3.5指引导管，一条Sion Blue导丝送至前降支远段，Quantum 2.5mm×15mm球囊24atm于前降支中段支架内再狭窄处预扩张(图2-7-5)。

预扩张满意，SeQuent 2.5mm×40mm药物球囊6atm×90s于前降支中段支架内释放(图2-7-6)。

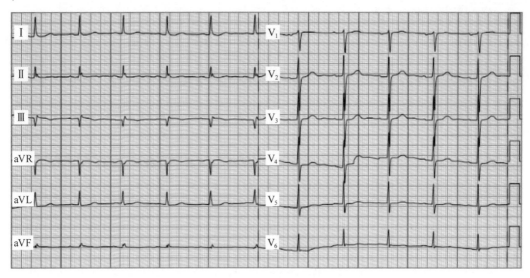

图2-7-1 入院心电图

2-D及M型				Doppler	收缩期	舒张期
主动脉窦径	30mm	主肺动脉径	23mm	二尖瓣	302cm/s	81cm/s
左房前后径	40mm	左室舒末径	44mm	三尖瓣	217cm/s	51cm/s
右房左右径	37mm	右室左右径	30mm	主动脉瓣	122cm/s	
室间隔厚度	12mm	运动幅度	7mm	肺动脉瓣	104cm/s	
左室后壁厚度	12mm	运动幅度	10mm	肺动脉压力	19mmHg	
心功能检查:	左室射血分数(EF):0.63		二尖瓣血流E/A:0.8		组织多普勒Ea/Aa:	

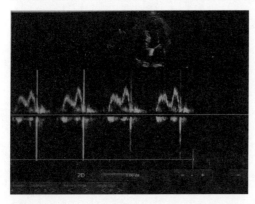

超声所见:
主动脉内径正常:左房增大,余各腔室内径正常;左室壁对称性增厚、运动正常;右室壁厚度及运动正常;房间隔及室间隔完整;各瓣膜结构未见明显异常,二尖瓣、三尖瓣可见少量反流信号,为中心性;心包未见明显异常。
超声提示:
左房增大
左室壁对称性增厚
二尖瓣、三尖瓣反流(轻度)
左室舒张功能改变,请结合临床

图2-7-2 入院超声心动图

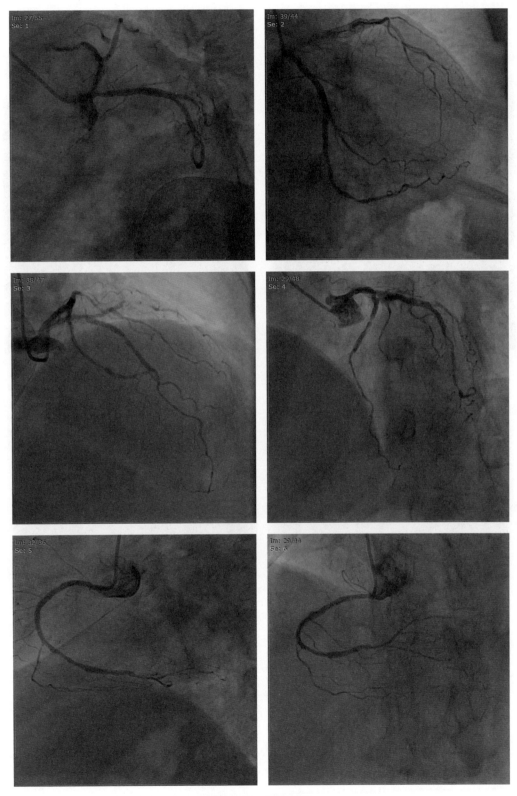

图2-7-3　冠脉造影

左前降支（LAD），caFFR: 0.71，Pa: 112mmHg，
血流速度: 244mm/s

狭窄信息表:

序号	参考管径	狭窄直径	直径狭窄率	狭窄长度	caFFR	△caFFR	压力差
1	2.1mm	1.2mm	45.6%	12mm	0.71	0.29	24mmHg

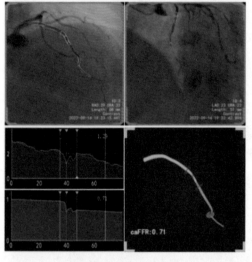

图2-7-4　caFFR检查

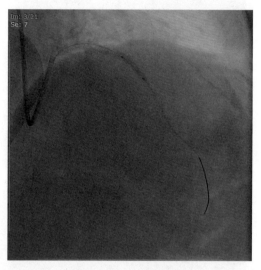

图2-7-5　球囊预扩张

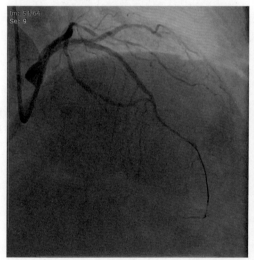

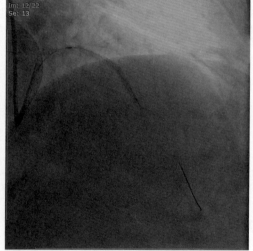

图2-7-6　中段释放支架

多体位造影: 前降支支架内残余狭窄10%，无夹层，TIMI血流3级（图2-7-7）。

复测前降支caFFR为0.93（图2-7-8）。

专家点评: 在过去的40年中，经皮冠脉介入治疗（PCI）取得了显著进展，尤其药物洗脱支架的引入和迭代，是经皮治疗冠状动脉疾病的技术突破，大大提高了PCI的疗效和安全性，从而改善了冠状动脉粥样硬化性心脏病患者的预后。与金属裸支架（BMS）相比，DES通过将金属支架平台与释放抗增殖药物的聚合物相结合，可抑制成纤维细胞增殖和

post-LAD, caFFR: 0.93, Pa: 112mmHg,
血流速度: 210mm/s

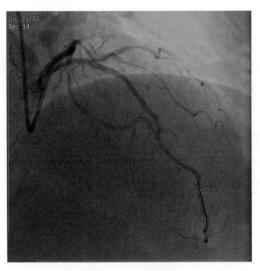

图2-7-7　支架释放后

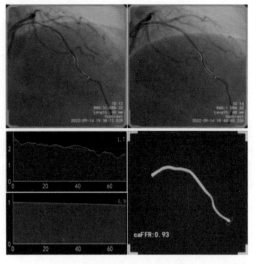

图2-7-8　术后caFFR检查

新内膜增生（支架内再狭窄的主要基质），进而降低支架内再狭窄（ISR）风险。然而，统计数据表明，每年仍有1%～2%的PCI患者出现ISR。在过去的10年里，仅在美国，因ISR需要再次做PCI的患者就占PCI总群体的10%。研究表明，与新发病变相比，ISR与更高的主要不良心血管事件（MACCE）相关。ISR患者的心肌灌注减少，同样可出现心肌缺血症状，通常会表现为急性冠脉综合征。ISR的机制繁多、复发率较高，在治疗方面具有一定的挑战性，目前的循证医学证据及各大血运重建指南建议使用DES或药物涂层球囊（DCB）治疗ISR（Ⅰ类推荐），且DCB已成为首选治疗方案。

　　单纯冠脉造影评估ISR病变，容易低估或高估病变的严重程度，特别是对于临界病变。术前采用caFFR评价ISR的功能学状况，明确ISR与心肌缺血的关系，从而指导ISR病变的PCI策略，可有效避免过度治疗或治疗不足。术后采用caFFR从功能学方面进一步优化PCI治疗效果，可最大程度地减少ISR病变再次出现MACCE的风险。

　　本病例为一例ACS患者，较长病程糖尿病、弥漫病变均是前降支ISR的高危因素，通过术前caFFR评价前降支ISR病变的功能学情况及caFFR优化PCI（DCB）术后的治疗效果安全、有效，取得了较为满意的结果。值得一提的是，对于该患者，有效控制其血压、血糖对于减少未来心血管事件（包括ISR）至关重要。

（孙佩伟）

病例8　caFFR在非ST段抬高型心肌梗死患者中的应用

患者，男性，46岁。主因"胸痛3d"入院。

现病史：于入院前3天，情绪激动后出现左侧心前区疼痛，为闷痛感，范围约半个手掌大小，伴心悸，伴咽部紧缩感及左上肢麻木等放射症状，无出汗，无头晕、头痛、黑矇、意识障碍，无咳嗽咳痰，无腹痛腹泻，无恶心、呕吐等，含服硝酸甘油后症状约15min后缓解。现为求进一步诊治就诊于门诊，考虑不除外冠状动脉性心脏病，予收入病房进一步诊治。患者自本次发病以来，精神尚可，食欲正常，睡眠尚可，大、小便正常，体重未见明显下降。

既往史：平素健康状况良好；高血压史4年，血压最高150/90mmHg，规律服用阿罗洛尔、缬沙坦氨氯地平片、比索洛尔降压，血压控制较好；高脂血症史4年，规律服用非诺贝特、瑞舒伐他汀降脂；糖尿病史14年，血糖控制不佳，空腹血糖维持在9mmol/L，规律服用格列美脲、二甲双胍缓释片，注射度拉糖肽调整血糖；结核史14年，已治愈；无冠心病史；否认传染病史；无手术史，无外伤史；否认输血史；否认药物和食物过敏史。

个人史：出生于天津市，久居居住地。有吸烟史30年，平均30支/日；饮酒史20年，平均250ml/d。否认疫水疫区接触史。无工业毒物、粉尘、放射性物质接触史。无冶游史。

婚育史：适龄结婚，育有1子，配偶体健。

家族史：父亲已故，死因不详，母亲健在，兄弟姐妹无。家族中否认类似患者。否认家族遗传性疾病史。

体格检查：体温36.2℃，脉搏88次/分，呼吸16次/分，血压122/82mmHg，体重90.0kg，身高183cm。意识清晰，自主体位，正常面容，查体合作。颈软无抵抗，颈动脉搏动正常，颈静脉无怒张，肝颈静脉回流征(−)，未闻及血管杂音，气管居中，甲状腺无肿大。胸廓无畸形，胸骨无压痛，肋间隙正常，胸壁无静脉曲张，双侧乳腺正常。双侧呼吸运动对称，语颤正常，双肺叩诊呈清音，肺肝浊音界正常，肺下界正常，双肺呼吸音清，未闻及干、湿啰音，无哮鸣音。心前区无隆起，心尖冲动正常，心率88次/分，律齐，心音正常，无心包摩擦音，未闻及病理性杂音。腹部平坦，未见胃肠型，未见蠕动波，未见腹壁静脉曲张。腹部柔软、紧张度适中，无压痛，无反跳痛，无肌紧张。肝、脾未触及，未触及包块，无肝区、无肾区叩击痛，移动性浊音(−)，肠鸣音4次/分，未及血管杂音。双下肢无水肿。足背动脉搏动正常，双侧对称。

实验室检查及特殊检查：（外院，2023-02-01）冠脉CT示冠状动脉起源正常，右优势型。LM：中远段管壁可见混合斑块，管腔轻度狭窄。发出LAD和LCX。LAD：近段管壁多发混合斑块，管腔中-重度狭窄。发出D1和D2，未见狭窄及斑块。LCX：近段管壁可见混合、非钙化斑块，管腔中度狭窄；中段局部可见断层伪影。发出LMB，未见狭窄及斑块。RCA：近段局部管壁毛糙，管腔轻微狭窄。发出R-PDA，未见狭窄及斑块。主动脉瓣区钙化影，请结合超声心动图检查。检查结果：冠状动脉粥样硬化并LAD及LCX病变，请结合临床，建议行选择性冠脉X线造影检查。

入院初步诊断：①冠状动脉性心脏病，急性非ST段抬高型心肌梗死，心功能Ⅰ级（Killip分级）。②高血压1级（极高危）。③2型糖尿病。④高脂血症。

入院药物治疗：阿司匹林肠溶片100mg口服QD，氢氯吡格雷片75mg口服QD，雷贝拉唑钠肠溶片10mg口服QD，瑞舒伐他汀钙片10mg口服QN，厄贝沙坦氢氯噻嗪片162.5mg口服QD，富马酸比索洛尔片5mg口服QD，阿卡波糖片50mg口服BID。

入院心电图：窦性心律，心率79次/分（图2-8-1）。

入院超声心动图：LA 43mm，LV 50mm，RA 35mm，RV 30mm，IVS 12mm，LVPW 12mm，LVEF 0.61，提示主动脉窦宽，左房增大，左室壁对称性增厚，主动脉瓣钙化，主动脉瓣、二尖瓣、三尖瓣反流（轻度），左室舒张功能改变，请结合临床（图2-8-2）。

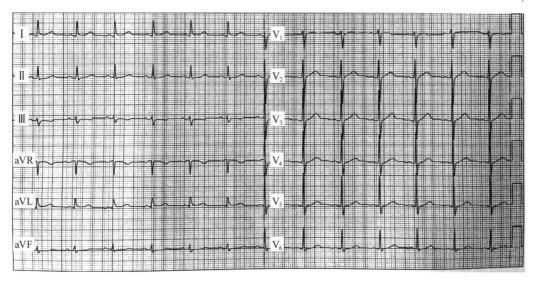

图 2-8-1 入院心电图

2-D及M型			Doppler	收缩期	舒张期
主动脉窦径	40mm	主肺动脉径	27mm	二尖瓣	450cm/s	56cm/s
左房前后径	43mm	左室舒末径	50mm	三尖瓣	233cm/s	51cm/s
右房左右径	35mm	右室左右径	30mm	主动脉瓣	120cm/s	330cm/s
室间隔厚度	12mm	运动幅度	8mm	肺动脉瓣	75cm/s	
左室后壁厚度	12mm	运动幅度	10mm	肺动脉压力	24mmHg	
心功能检查：	左室射血分数（EF）：0.61		二尖瓣血流E/A：0.9		组织多普勒Ea/Aa：

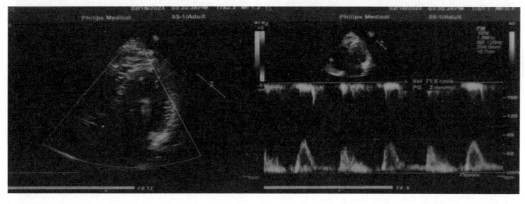

超声所见：

主动脉窦内径增宽：左心房增大，余各腔室内径正常；左室壁对称性增厚、运动正常；右室壁厚度及运动正常；房间隔及室间隔完整；主动脉瓣回声增强；主动脉瓣、二尖瓣、三尖瓣可见少量反流信号，为中心性；心包未见明显异常。

超声提示：

主动脉窦增宽

左房增大

左室壁对称性增厚

主动脉瓣钙化

主动脉瓣、二尖瓣、三尖瓣反流（轻度）

左室舒张功能改变，请结合临床

图 2-8-2 入院超声心动图

入院化验检查：血常规示WBC 10.02×10⁹/L（↑），RBC 5.46×10¹²/L，Hb 151g/L，PLT 369×10⁹/L（↑）。肌钙蛋白T 1.01ng/ml（↑），血浆D-二聚体测定-定量0.17mg/L，B型钠尿肽测定8pg/ml。总胆固醇3.20mmol/L（↓），甘油三酯2.64mmol/L（↑），高密度脂蛋白胆固醇0.77mmol/L（↓），低密度脂蛋白胆固醇1.92mmol/L，总胆红素5.0μmol/L，谷草转氨酶16U/L，谷丙转氨酶18U/L，直接胆红素2.1μmol/L；尿素8.4mmol/L（↑）；糖化血红蛋白9.50%（↑）。凝血功能、游离甲状腺功能、肾功能、电解质及大小便常规未见异常。

冠脉造影过程及结果：患者平卧于导管床，用碘伏消毒右上肢及肘以下2次。以双侧腹股沟为中心，从内到外，上至脐水平，下至膝关节水平，消毒2次，铺巾、展单，暴露右桡动脉手术野。在腕横纹上约2cm桡动脉搏动明显处，用2%利多卡因1ml局部麻醉后穿刺右桡动脉成功，以Seldinger法置入6F动脉鞘管。5F TIG导管行左、右冠脉造影。结果显示冠脉分布优势类型呈右优势型，左主干本体至左主干末端可见40%狭窄，前降支开口可见50%狭窄，前降支近段可见75%狭窄，前降支中段可见80%狭窄，回旋支中段可见60%狭窄，右冠中段可见50%狭窄（图2-8-3～图2-8-10）。

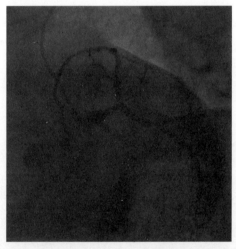

图2-8-3　LAO45°＋CAU30°

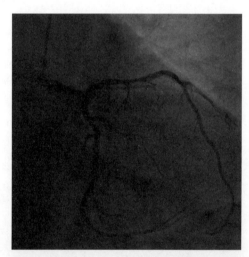

图2-8-4　RAO30°＋CAU30°

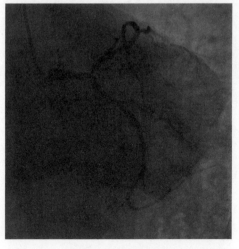

图2-8-5　CAU30°

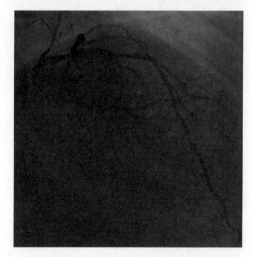

图2-8-6　RAO30°＋CRU30°

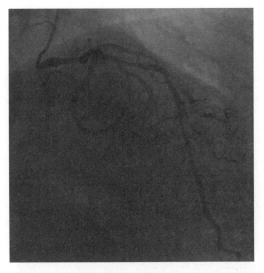

图2-8-7 CRU30°

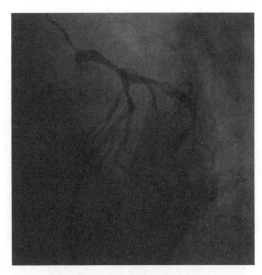

图2-8-8 LAO30°＋CRU30°

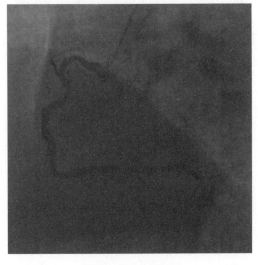

图2-8-9 LAO45°

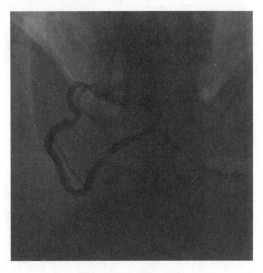

图2-8-10 CRU30°

病例分析及策略选择：患者入院诊断为非ST段抬高型心肌梗死，心电图无法定位罪犯血管，造影示冠脉三支临界病变，拟行caFFR检查，明确罪犯血管，必要时PCI治疗。

caFFR检查及手术过程：术中分别行前降支、回旋支和右冠caFFR检查，测得前降支caFFR 0.76，caIMR 26.5；回旋支caFFR 0.89，caIMR 31.9；右冠caFFR 0.96，caIMR 43.4（图2-8-11）。

左前降支（LAD），Pa: 108mmHg, 血流速度: 123mm/s, caFFR: 0.76, caIMR: 26.5

狭窄信息表:

序号	参考管径	狭窄直径	直径狭窄率	狭窄长度	caFFR	△caFFR	压力差
1	2.7mm	1.5mm	44.0%	14mm	0.91	0.09	7mmHg
2	2.3mm	1.1mm	49.3%	26mm	0.76	0.15	15mmHg

左回旋支（LCX）I, Pa: 108mmHg, 血流速度: 122mm/s, caFFR: 0.89, caIMR: 31.9

狭窄信息表:

序号	参考管径	狭窄直径	直径狭窄率	狭窄长度	caFFR	△caFFR	压力差
1	3.0mm	2.3mm	25.1%	9mm	0.97	0.03	2mmHg
2	2.7mm	1.9mm	31.5%	12mm	0.93	0.04	4mmHg
3	2.4mm	1.9mm	21.2%	8mm	0.89	0.04	2mmHg

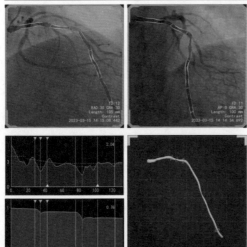

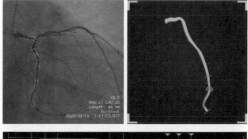

右冠状动脉（RCA），Pa: 108mmHg, 血流速度: 96mm/s, caFFR: 0.96, caIMR: 43.4

狭窄信息表:

序号	参考管径	狭窄直径	直径狭窄率	狭窄长度	caFFR	△caFFR	压力差
1	2.9mm	2.0mm	31.2%	12mm	0.96	0.04	3mmHg

图2-8-11　术前caFFR检查

会诊后决定行前降支PCI。送6F UBS3.5指引导管至左冠开口，将一条Runthrough NS导丝分别送至前降支远段，以LaCrosse 2.5mm×20mm球囊12atm扩张前降支病变处，先后送Excrossal 3.0mm×36mm、Promus Premier 3.5mm×38mm支架至前降支近段至中段病变处，定位准确后以8～11atm释放（图2-8-12～图2-8-14）。

LaCrosse NC 3.25×15、Quantum 3.5mm×12mm球囊12～20atm于前降支近中段行支架内后扩张（图2-8-15，图2-8-16）。

图2-8-12　球囊预扩张

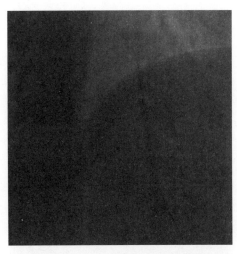

图2-8-13　中段病变处支架释放

图2-8-14　近段病变处支架释放

图2-8-15　支架内后扩张（一）

图2-8-16　支架内后扩张（二）

多角度造影: 支架贴壁、膨胀良好, 无夹层, TIMI血流3级 (图2-8-17～图2-8-20)。

术后测得前降支caFFR 0.96 (图2-8-21)。

撤出导管、导丝, 拔除桡动脉鞘管, 以加压绑带加压包扎, 结束手术。术后心率86次/分, AO 138/77mmHg, 血氧饱和度100%。术中共用肝素9000U。

术后医嘱: ①回病房后每30分钟检查桡动脉穿刺部位, 观察穿刺部位有无出血和血肿, 约6h解除止血绑带。②监测血压、心率。

术后心电图: 窦性心律, 心率71次/分 (图2-8-22)。

出院诊断: ①冠状动脉性心脏病, 急性非ST段抬高型心肌梗死, 心功能Ⅰ级 (Killip分级)。②高血压病1级 (极高危)。③2型糖尿病。④高脂血症。

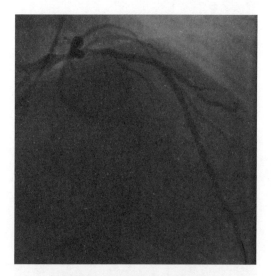

图2-8-17　RAO30°＋CRU30°

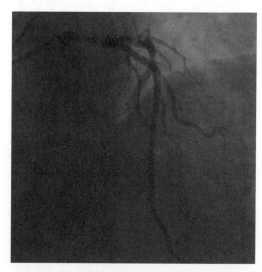

图2-8-18　CRU30°

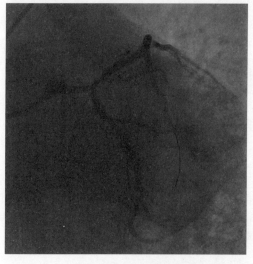

图2-8-19　CAU30°

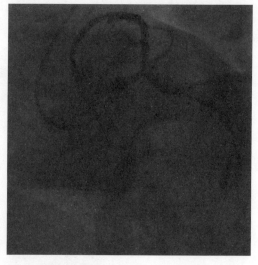

图2-8-20　LAO45°＋CAU30°

post-LAD, Pa: 109mmHg, 血流速度: 146mm/s,
caFFR: 0.96, caIMR: 28.8

狭窄信息表:

序号	参考管径	狭窄直径	直径狭窄率	狭窄长度	caFFR	△caFFR	压力差
1	2.8mm	2.1mm	24.9%	13mm	0.96	0.04	3mmHg

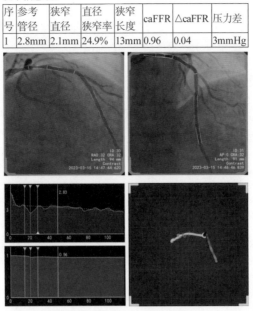

图2-8-21 术后caFFR检查

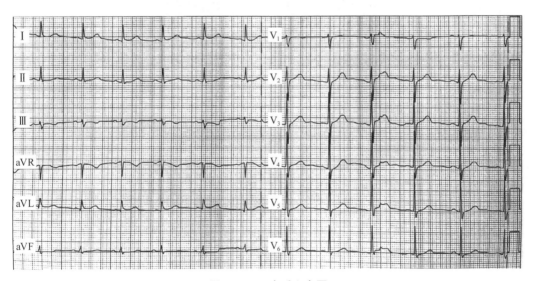

图2-8-22 术后心电图

出院时情况: 患者未述特殊不适。查体: 体温36.0℃, 脉搏78次/分, 呼吸16次/分, 血压132/78mmHg。神志清醒, 呼吸平稳, 对答切题, 口齿清晰, 查体合作。全身皮肤黏膜无黄染, 无全身浅表淋巴结肿大, 颈软, 无抵抗感, 无颈静脉充盈, 气管位置居中, 胸廓外形正常, 无肋间隙增宽, 叩诊双肺呈清音, 呼吸音呈清音, 未闻及干、湿啰音, 未闻及哮鸣音, 心界叩诊无扩大, 心率78次/分, 节律齐, 无杂音, 腹部平坦, 无腹部压痛、反跳痛, 肝、脾未触及, 肝颈静脉回流征(-), 双下肢无凹陷性水肿。患者一般情况可, 现出院。

出院医嘱：①低盐低脂糖尿病饮食，避免劳累、情绪波动、用力等，院外适当活动，以不引起胸闷胸痛等症状为宜。监测血压、心律、心率情况。②1个月后心内科门诊随诊，复查血常规、肝肾功能、电解质，CK、血脂、血糖等化验，1～3个月后复查心电图、超声心动图。③患者血糖控制不佳，嘱患者出院后严格监测血糖情况，必要时于内分泌科门诊就诊，调整用药方案。④出院带药：阿司匹林肠溶片100mg口服QD，氢氯吡格雷片75mg口服QD，雷贝拉唑钠肠溶片10mg口服QD，瑞舒伐他汀钙片10mg口服QN，厄贝沙坦氢氯噻嗪片162.5mg口服QD，富马酸比索洛尔片5mg口服QD，阿卡波糖片50mg口服BID。⑤通过医院APP挂心内科网络门诊，可于出院后7d网络购药，不适随诊。

专家点评：患者为中年男性，入院诊断非ST段抬高型心肌梗死，完善术前相关检查，冠脉造影结果显示多支临界病变，心电图和超声心动图检查无法定位罪犯血管，拟行caFFR检查，明确罪犯血管。

临床中不少的急性冠脉综合征患者心电图和超声心动图并不能提示罪犯血管，尤其是多支临界病变的患者，不容易确定罪犯血管，caFFR检查可以提供心肌缺血证据，明确罪犯血管。该患者caFFR检查后确定了前降支为罪犯血管，遂行冠脉支架植入术进行血运重建治疗，术后造影表现支架贴壁良好，术后前降支caFFR检查显示前降支缺血程度明显缓解。对于多支临界病变的患者，caFFR功能学检查安全高效。

（黄进勇）

病例9 caFFR指导分叉病变边支球囊拘禁后的介入策略

患者，男性，83岁。主因"胸闷、憋气1个月，再发5d"入院。

现病史：患者于入院前1个月无明显诱因突发胸闷、憋气，无胸痛、大汗，无发热、咳嗽、咳痰，无恶心、呕吐，无心悸、头晕，无黑矇、晕厥等不适，就诊于急诊科，查心电图：窦性心律，Ⅱ、Ⅲ、aVF、V_2～V_5导联ST段压低0.1～0.3mV，化验肌钙蛋白T 0.116ng/ml（↑），肌酸激酶186U/L（↑），肌酸激酶同工酶27U/L（↑），诊断为急性非ST段抬高型心肌梗死，予阿司匹林肠溶片、氯吡格雷抗血小板，静脉硝酸异山梨酯注射液，阿托伐他汀钙等药物治疗后，患者上述症状约2h逐渐缓解。后收入病房，查无禁忌后于2023年6月7日局部麻醉下经右侧桡动脉行CAG＋PCI，结果显示：冠脉分布优势类型呈右优势型，左主干开口狭窄30%，前降支近中段发出对角支处可见90%狭窄伴钙化，第一对角支开口可见60%狭窄，第二对角支开口可见50%狭窄，回旋支钙化、管壁不规则，右冠弥漫病变，近段可见90%狭窄，可见钙化，右冠中段可见80%狭窄伴钙化，右冠远段可见80%狭窄。术中于右冠病变处植入Excrossal 3.5mm×24mm、Excrossal 3.5mm×33mm、Excrossal 3.5mm×33mm支架各1枚，术后予规律服用上述冠心病二级预防性药物治疗，患者未再发作胸闷憋气等不适。入院前5天患者去菜场买菜途中再次发作胸闷、憋气，性质同前，程度较前减轻，无胸痛、大汗，无发热、咳嗽、咳痰，无恶心、呕吐，无心悸、头晕，无黑矇、晕厥等不适，停下休息后约5min症状缓解，现患者为求进一步诊治收入病房住院。患者自发病以来，精神尚可，食欲正常，睡眠可，大、小便正常，体重未见明显下降。

既往史：平素健康状况一般。既往高血压史20余年，血压最高可达180/90mmHg，平时规律服用苯磺酸氨氯地平片5mg QD、氯沙坦钾氢氯噻嗪62.5mg QD降压治疗，平素血压控制在140/80mmHg左右；2型糖尿病史30余年，目前规律使用门冬胰岛素30注射液皮下注射早餐前24U、晚餐前24U，二甲双胍1g TID治疗，自述血糖控制尚可；既往慢性阻塞性肺疾病史10年，曾治疗后好转，目前未用药；慢性贫血史5年，曾多次于血液科诊疗，未明确病因，目前规律服用生血宁治疗，血红蛋白维持在90g/L以上。否认脑血管病、消化性溃疡、出血、甲状腺功能亢进、哮喘等病史。否认手术、外伤及输血史；否认食物、药物过敏史。

个人史：出生于天津市河东区，久居于天津市河东区。否认吸烟史，否认饮酒史。否认疫水疫区接触史。无工业毒物、粉尘、放射性物质接触史。无冶游史。

家族史：父母亲已故，死因不详。否认家族遗传性疾病史。

体格检查：体温36.3℃，脉搏82次/分，呼吸21次/分，血压145/68mmHg，体重75.0kg，身高172cm。神志清醒，呼吸平稳，对答切题，口齿清晰，查体合作。全身皮肤黏膜无黄染，无全身浅表淋巴结肿大。颈软，无抵抗，无颈静脉充盈，气管位置居中，胸廓外形正常，无肋间隙增宽。叩诊双肺呈清音，两肺呼吸音粗，未闻及明显干、湿啰音，未闻及哮鸣音，心界叩诊无扩大，心率82次/分，节律齐，各瓣膜听诊区未及病理性杂音。腹部平坦，无压痛、反跳痛及肌紧张，肝、脾未触及，肝颈静脉回流征（-）。双下肢轻度凹陷性水肿。

血常规：WBC $3.91×10^9$/L，RBC $3.90×10^{12}$/L，PLT $159×10^9$/L，Hb 106g/L，HCT 35.4%，MCV 96.0fl，MCH 31pg，MCHC 323g/L，RET% 1.85%。

尿常规：尿比重1.021，尿隐血（-），尿白蛋白（-），尿白细胞（-），尿葡萄糖（++++），尿酮体（-）。

便常规：隐血（-）。凝血功能：PT 10.8s，PT-INR 0.99，APTT 29.4s，TT 20.6s，FIB 3.42g/L，D-二聚体 901ng/ml。

血液生化：ALT 9U/L，AST 13U/L，GGT 9U/L，TBIL 7.1μmol.L，DBIL 2.8μmol/L，TC 2.79mmol/L（↑），TG 1.06mmol/L，LDL-C 1.58mmol/L（↑），HDL-C 0.63mmol/L，Glu 4.9mmol/L，BUN 9.4mmol/L，Cr 113μmol/L，URIC 387μmol/L（↑）。游离甲状腺功能：FT_3 3.72pmol/L，FT_4 13.28pmol/L，TSH 1.174μU/ml。HbA1c 6.50%。

初步诊断：①冠状动脉粥样硬化性心脏病，不稳定型心绞痛，陈旧性心肌梗死，冠状动脉支架植入术后状态，心功能Ⅱ级（NYHA）。②高血压3级（极高危）。③2型糖尿病。④慢性肾脏病3期。⑤慢性贫血。⑥慢性阻塞性肺疾病。

入院用药情况：阿司匹林肠溶片100mg口服QD，硫酸氢氯吡格雷片75mg口服QD，阿托伐他汀钙片20mg口服QN，单硝酸异山梨酯缓释片60mg口服QD，雷贝拉唑钠肠溶片10mg口服QD，瑞巴派特0.1g口服TID，苯磺酸氨氯地平片5mg口服QD，氯沙坦钾氢氯噻嗪片62.5mg口服QD，达格列净10mg口服QD，德谷门冬双胰岛素22U皮下早餐前，德谷门冬双胰岛素22U皮下晚餐前，尿毒清颗粒1袋QID。

心电图：窦性心律（图2-9-1）。

心脏彩超：图2-9-2超声提示左房增大；主动脉瓣反流（轻-中度）；二尖瓣、三尖瓣反流（轻度）；左室舒张功能改变，请结合临床；肺动脉收缩压约32mmHg（三尖瓣反流估测）。

手术资料：冠脉造影结果如图2-9-3，冠脉分布优势类型呈右优势型，左主干开口狭窄

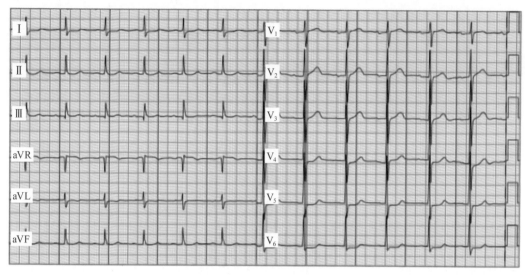

图2-9-1　入院心电图

2-D及M型				Doppler	收缩期	舒张期
主动脉窦径	30mm	主肺动脉径	25mm	二尖瓣	443cm/s	72cm/s
左房前后径	40mm	左室舒末径	44mm	三尖瓣	280cm/s	60cm/s
右房左右径	37mm	右室左右径	32mm	主动脉瓣	140cm/s	392cm/s
室间隔厚度	10mm	运动幅度	7mm	肺动脉瓣	76cm/s	
左室后壁厚度	10mm	运动幅度	9mm	肺动脉压力	32mmHg	
心功能检查：	左室射血分数（EF）：0.60		二尖瓣血流E/A：0.8		组织多普勒Ea/Aa：	

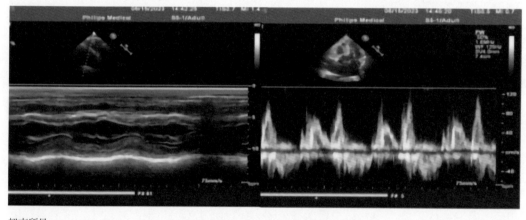

超声所见：
主动脉窦内径正常；左房增大，余各腔室内径正常；左、右室壁厚度及运动正常；房间隔及室间隔完整；主动脉瓣可见少-中量反流信号，二尖瓣、三尖瓣可见少量反流信号，为中心性；心包未见明显异常。
超声提示：
左房增大
主动脉瓣反流（轻-中度）
二尖瓣、三尖瓣反流（轻度）
左室舒张功能改变，请结合临床
肺动脉收缩压约32mmHg（三尖瓣反流估测）

图2-9-2　入院超声心动图

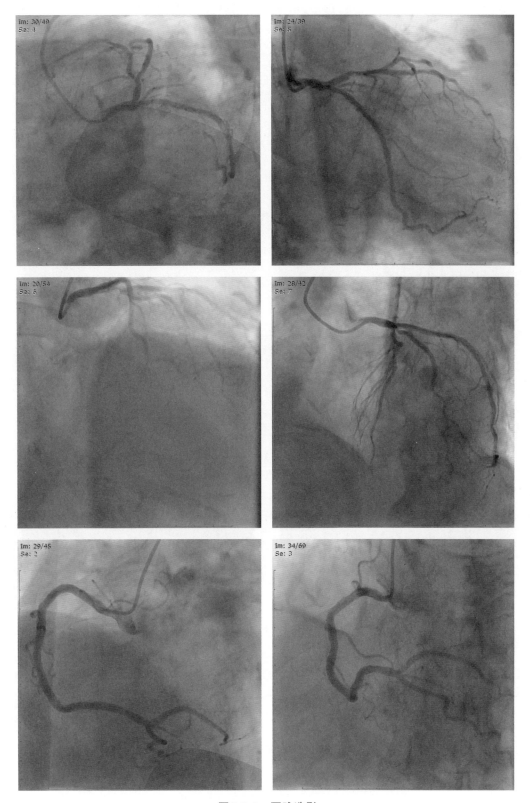

图2-9-3　冠脉造影

30%,前降支近中段发出对角支处可见90%狭窄伴钙化,前降支中段可见40%狭窄,第一对角支开口可见60%狭窄,第二对角支开口可见50%狭窄,回旋支钙化、管壁不规则,右冠近段至远段可见支架影,支架内未见管腔丢失。

会诊后决定采用Provisional术式行前降支PCI。

选用7F EBU 3.5指引导管,一条Runthrough导丝送入前降支远段,另一条Runthrough导丝送入对角支远段(图2-9-4)。

以Gusta Ⅱ2.0mm×20mm球囊16atm扩张前降支近段病变处,扩张不满意(图2-9-5)。

再以Wolverine 2.5mm×10mm切割球囊18atm继续扩张前降支近段病变处(图2-9-6)。

采用ATP技术保护对角支(对角支拘禁Niballoon 2.0mm×15mm球囊并以8atm扩张对角支开口),Resolute Integrity 2.5mm×22mm支架定位于前降支近中段病变处9atm释放。支架释放后对角支开口轻度受累(图2-9-7)。

Rewire对角支导丝,心迅NC 2.5mm×15mm球囊12～22atm行支架内后扩张(图2-9-8)。

复查造影,对角支开口受累严重,残余狭窄约90%(图2-9-9)。

行对角支caFFR检查,结果为0.61(图2-9-10)。

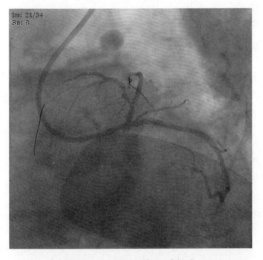

图2-9-4 导丝送入对角支

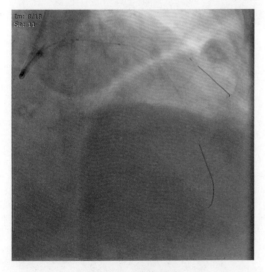

图2-9-5 球囊扩张

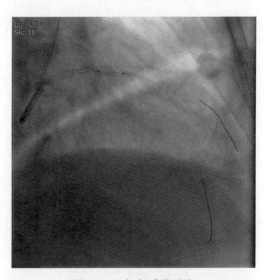

图2-9-6 切割球囊扩张

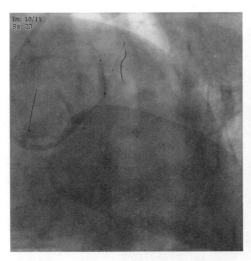
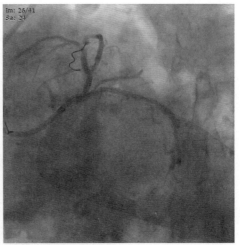

图2-9-7 支架释放

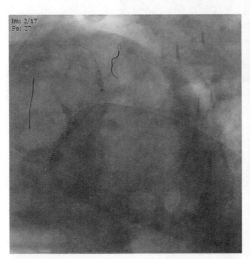
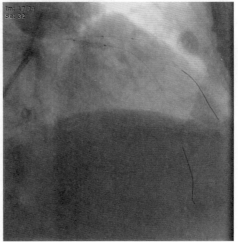

图2-9-8 球囊行支架后扩张

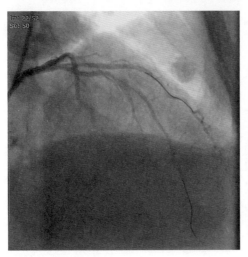
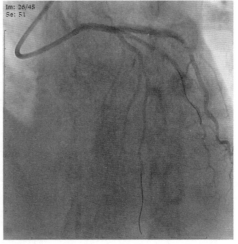

图2-9-9 复查造影

第一对角支（D1），caFFR：0.61，Pa：105mmHg，
血流速度：145mm/s

狭窄信息表：

序号	参考管径	狭窄直径	直径狭窄率	狭窄长度	caFFR	△caFFR	压力差
1	2.7mm	1.1mm	59.4%	20mm	0.61	0.39	40mmHg

图2-9-10　caFFR检查

遂决定于前降支、对角支分叉部位行Reverse Culotte术式（图2-9-11）。Quantum 2.0mm×15mm球囊12atm扩张对角支开口，Promus Premier 2.5mm×24mm支架定位于对角支近段病变处，支架近端突入前降支3～4mm。Rewire前降支导丝Niballoon 2.0mm×15mm球囊16atm扩张对角支支架网眼。Quantum 2.5mm×15mm球囊12～22atm于对角支支架内行后扩张。前降支支架内以心迅NC 2.5mm×15mm球囊12～22atm、对角支支架内以Quantum 2.5mm×15mm球囊12～22atm轮替后扩张，最终以12atm对吻扩张。

多角度复查造影：前降支及对角支支架膨胀、贴壁良好，无夹层，TIMI血流3级（图2-9-12）。

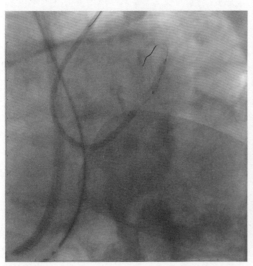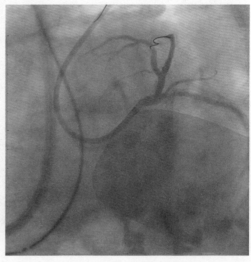

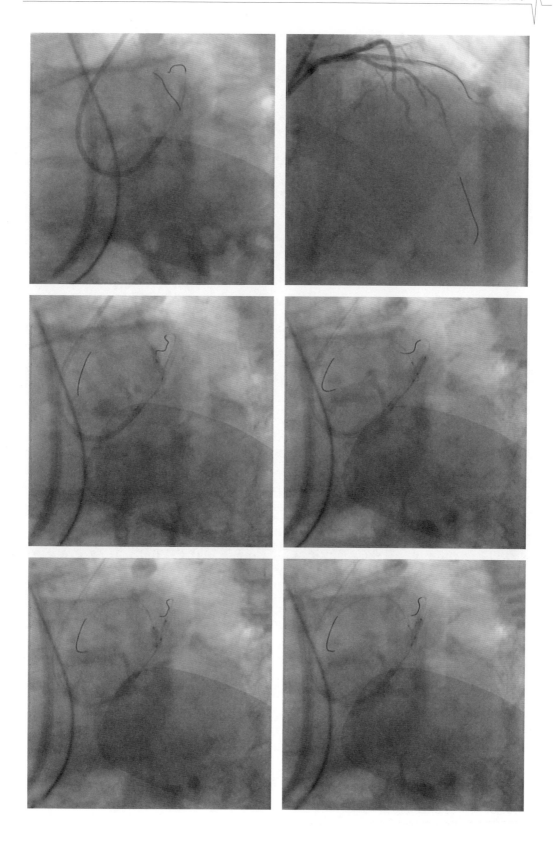

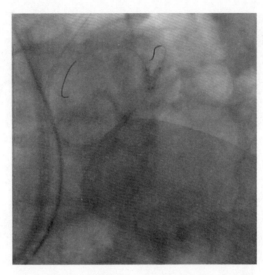

图2-9-11　前降支、对角支分叉部位行Reverse　Culotte术式

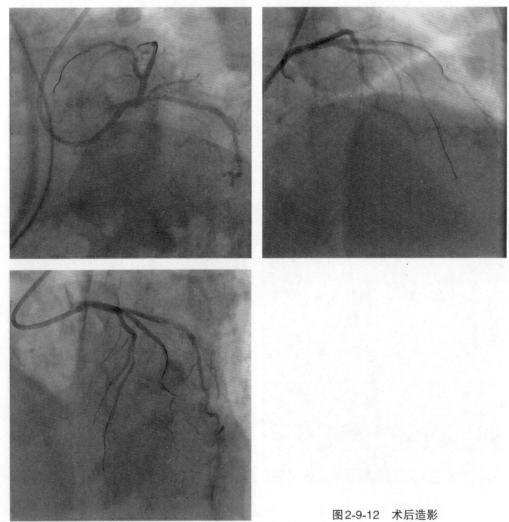

图2-9-12　术后造影

术后分别复查前降支caFFR为0.93、对角支caFFR为0.96（图2-9-13）。

post-LAD, caFFR: 0.93, Pa: 103mmHg,
血流速度：141mm/s

post-D1, caFFR: 0.96, Pa: 103mmHg,
血流速度：124mm/s

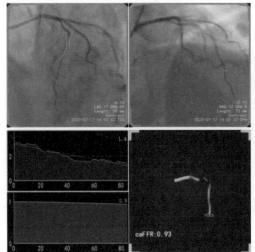
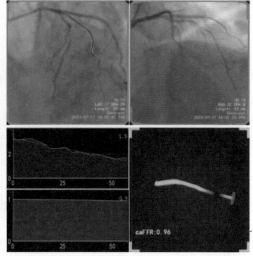

图2-9-13　术后caFFR检查

专家点评：冠脉分叉病变是冠心病介入治疗中较为难处理的一种复杂病变类型，占介入治疗冠脉病变的15%～20%，在临床中比较常见。在介入处理过程中，由于分叉病变个体差异较大、病情及共患疾病不同等特点，术者难以用一套标准术式或流程解决所有分叉病变。因此，对于PCI术者而言，明晰患者分叉病变的分型、灵活选择处理术式对于临床治疗具有重要意义。大量的临床研究已经证明，Provisional Stent术式是分叉病变的首选策略，但复杂的，尤其是左主干真性分叉病变，可以考虑初始的双支架治疗策略。但无论选择何种术式，结果重于技术。

本病例冠脉造影提示前降支、对角支真性分叉病变，Medina 1，1，1型，同时合并严重钙化。考虑到患者高龄，合并慢性贫血、慢性肾功能不全，属于高出血风险（high bleeding risk, HBR）人群，因此初始的介入治疗策略倾向于"越简单越好"——单支架Crossover对角支，以尽量减少手术过程及出血风险。但同时考虑到分支（对角支）的重要性，在主支支架植入后，我们采用caFFR根据对角支受累情况进行功能学评估以确保对角支万无一失。caFFR结果为0.61，提示前降支支架后分支开口严重受累，具有功能学意义，因此及时调整介入策略，决定干预分支开口，最终采用Reverse Culotte术式妥善处理该处分叉病变，术后复测前降支及对角支caFFR结果满意。该病例给我们提示：在处理分叉病变时，如遇到相对重要的分支，可常规评估分支功能学情况以指导主支处理后是否进一步干预分支。最后需要注意的是，对于该HBR患者，术后在平衡出血与双支架术式支架内血栓及再狭窄方面需要引起足够重视。

（孙佩伟）

病例10 caFFR评估LM-LAD支架植入术后 LCX开口受累功能性意义

患者,男性,63岁。主因"胸闷半年余,胸痛1个月余"。

现病史:患者入院前半年于静息下出现胸闷、气短,伴有心慌、发汗,无胸痛、无头痛、头晕,无恶心,呕吐,每次持续10s,1周发作3～4次,未予以特殊诊治。入院前1个月夜间间断出现胸痛,伴有胸闷、气短,每次持续数秒,近1个月发作3次,就诊于当地医院考虑心肌缺血,予对症治疗,后于外院行冠脉CT检查,检查结果显示左主干、前降支、回旋支及右冠状动脉轻度狭窄,现患者为进一步治疗前来就诊。患者本次发病以来,精神尚可,食欲正常,睡眠尚可,大小便正常,体重未见明显下降。

既往史:平素健康状况良好;否认高血压、糖尿病、冠心病史;否认传染病史;无手术史,无外伤史;否认输血史;否认药物和食物过敏史。

个人史:出生于黑龙江省,久居本地。吸烟史25年,平均20支/日,已戒烟;否认饮酒史。否认疫水疫区接触史。无工业毒物、粉尘、放射性物质接触史。无冶游史。

婚育史:已婚,结婚年龄:21岁,已育1子,配偶有陈旧性脑梗死病史。

家族史:母亲,2弟1妹有类似病史。

体格检查:体温36.℃,脉搏61次/分,呼吸18次/分,血压142/92mmHg,体重74.0kg,身高164cm。意识清晰,自主体位,正常面容,查体合作。颈软无抵抗,颈动脉搏动正常,颈静脉无怒张,肝颈静脉回流征(-),未闻及血管杂音,气管居中,甲状腺无肿大。胸廓无畸形,胸骨无压痛,肋间隙正常,胸壁无静脉曲张,双侧乳腺正常。双侧呼吸运动对称,语颤正常,双肺叩诊呈清音,肺肝浊音界正常,肺下界正常,双肺呼吸音清,未闻及干、湿啰音,无哮鸣音。心前区无隆起,心尖冲动正常,心率61次/分,律齐,心音正常,无心包摩擦音,未闻及病理性杂音。腹部平坦,未见胃肠型,未见蠕动波,未见腹壁静脉曲张。腹部柔软、紧张度适中,无压痛,无反跳痛,无肌紧张。肝、脾未触及,未触及包块,无肝区、肾区叩击痛,移动性浊音(-),肠鸣音4次/分,未闻及血管杂音。双下肢无水肿。足背动脉搏动正常,双侧对称。

实验室检查及特殊检查:无。

入院初步诊断:冠状动脉性心脏病,不稳定型心绞痛。

入院药物治疗:阿司匹林肠溶片100mg口服QD,氢氯吡格雷片75mg口服QD,雷贝拉唑钠肠溶片10mg口服QD,瑞舒伐他汀钙片10mg口服QN。

入院心电图:窦性心律,心率64次/分(图2-10-1)。

入院超声心动图:LA 34mm, LV 47mm, RA 35mm, RV 30mm, EF 65%,提示二、三尖瓣轻度反流,左室舒张功能改变(图2-10-2)。

入院化验检查:血常规示WBC 8.34×10^9/L, Hb 148g/L, PLT 160×10^9/L。血脂:总胆固醇3.31mmol/L(↓),甘油三酯1.06mmol/L,高密度脂蛋白胆固醇1.20mmol/L,低密度脂

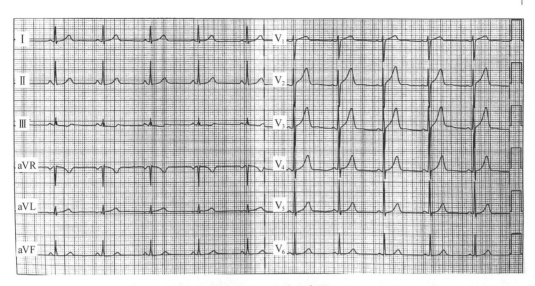

图2-10-1 入院心电图

2-D及M型				Doppler	收缩期	舒张期
主动脉窦径	34mm	主肺动脉径	25mm	二尖瓣	450cm/s	62cm/s
左房前后径	34mm	左室舒末径	47mm	三尖瓣	252cm/s	60cm/s
右房左右径	35mm	右室左右径	30mm	主动脉瓣	100cm/s	
室间隔厚度	10mm	运动幅度	8mm	肺动脉瓣	70cm/s	
左室后壁厚度	10mm	运动幅度	10mm	肺动脉压力	27mmHg	
心功能检查:	左室射血分数(EF): 0.65		二尖瓣血流E/A: 0.8		组织多普勒Ea/Aa:	

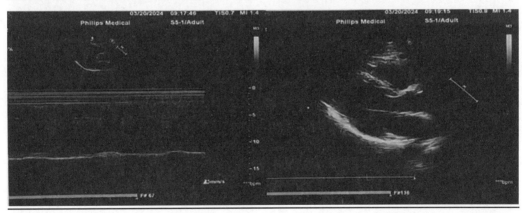

超声所见:

主动脉内径正常;各腔室内径正常;左、右室壁厚度及运动正常;房间隔及室间隔完整;各瓣膜结构未见明显异常,二尖瓣、三尖瓣可见少量反流信号,为中心性;心包未见明显异常。

超声提示:

二尖瓣、三尖瓣反流(轻度)

左室舒张功能改变,请结合临床

图2-10-2 入院超声心动图

蛋白胆固醇1.78mmol/L。心肺功能五项：肌酸激酶-MB同工酶质量测定＜1.000ng/ml，血浆D-二聚体测定-定量0.08mg/L，B型钠尿肽测定43pg/ml，肌红蛋白测定-定量24.35ng/ml，肌钙蛋白I（TnI）测定-定量＜0.025ng/ml。凝血功能、糖化血红蛋白、肾功能、游离甲状腺功能未见异常。

冠脉造影过程及结果：患者平卧于导管床，用碘伏消毒右上肢及肘以下2次。以双侧腹股沟为中心，从内到外，上至脐水平，下至膝关节水平，消毒2次，铺巾、展单，暴露右桡动脉手术野。在腕横纹上约2cm桡动脉搏动明显处，用2%利多卡因1ml局部麻醉后穿刺右桡动脉成功，以Seldinger法植入6F动脉鞘管。5FTIG导管行左、右冠状动脉造影。结果显示：冠状动脉分布优势类型呈右优势型，左主干本体至前降支中段弥漫病变，最重可见80%狭窄，回旋支开口可见60%狭窄，右冠近段可见40%狭窄（图2-10-3～图2-10-8）。

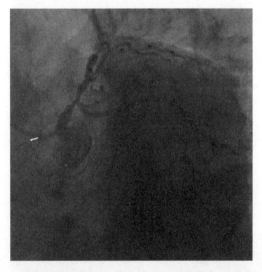

图2-10-3　LAO45°＋CAU30°

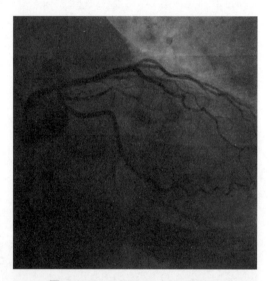

图2-10-4　RAO30°＋CAU30°

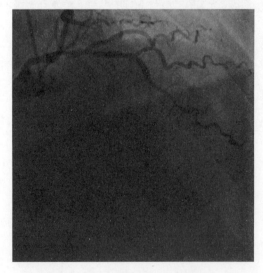

图2-10-5　RAO30°＋CRU30°

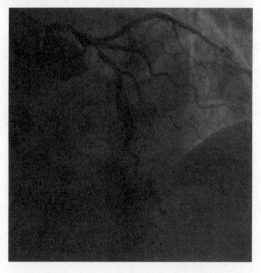

图2-10-6　LAO30°＋CRU30°

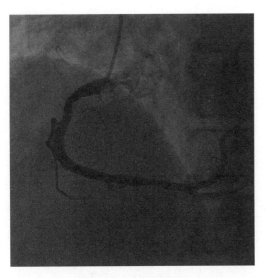

图2-10-7　LAO45°

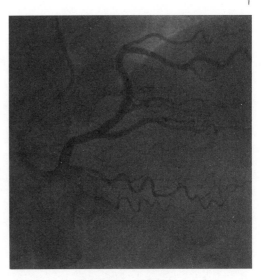

图2-10-8　CRU30°

病例分析及策略选择：患者前三叉病变，术前行caFFR检查，拟行左主干-前降支Provisional单支架式，行回旋支开口caFFR检查。

caFFR检查及手术过程：术中前降支、回旋支检查，测得前降支caFFR 0.73，回旋支caFFR 0.89（图2-10-9）。

左前降支（LAD），Pa：84mmHg，血流速度：201mm/s，caFFR：0.73，caIMR：12.8
狭窄信息表：

序号	参考管径	狭窄直径	直径狭窄率	狭窄长度	caFFR	△caFFR	压力差
1	2.7mm	1.3mm	50.0%	15mm	0.79	0.21	17mmHg
2	2.4mm	1.6mm	35.6%	9mm	0.73	0.06	5mmHg

左回旋支（LCX），Pa：84mmHg，血流速度：122mm/s，caFFR：0.89，caIMR：25.9
狭窄信息表：

序号	参考管径	狭窄直径	直径狭窄率	狭窄长度	caFFR	△caFFR	压力差
1	2.6mm	1.2mm	51.5%	11mm	0.89	0.11	8mmHg

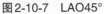

图2-10-9　术中caFFR检查

会诊后决定行左主干-前降支PCI术。更换为桡动脉7F薄壁鞘管，送7F UBS3.5指引导管至左冠开口，将两条Runthrough NS导丝分别送至前降支和回旋支远段，以Niballon 2.5mm×20mm球囊12atm扩张左主干-前降支病变处，送复鈦3.0mm×35mm支架至左主干前降支近段病变处，定位准确后以10atm释放，以Gusta Ⅱ NC 3.25mm×10mm球囊12~18atm于左主干支架内POT（图2-10-10~图2-10-14）

造影示回旋支开口狭窄较前加重，行回旋支开口病变处caFFR检查，测得回旋支caFFR值为0.78（图2-10-15）。

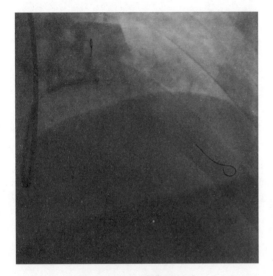

图2-10-10　球囊预扩张

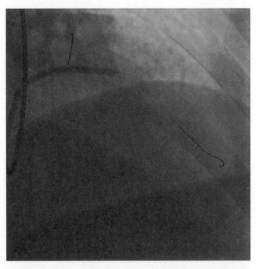

图2-10-11　左主干-前降支病变处支架释放

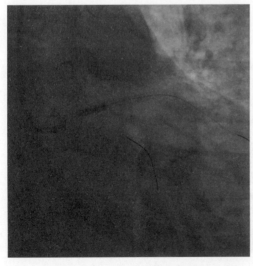

图2-10-12　左主干支架内POT

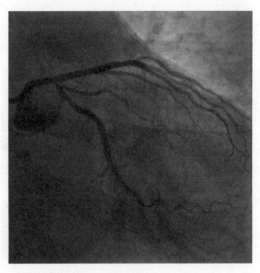

图2-10-13　支架植入后造影（一）

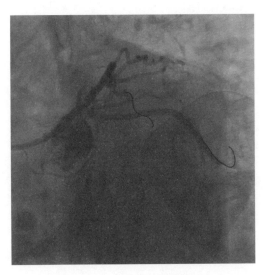

图2-10-14 支架植入后造影（二）

LCX2, Pa: 84mmHg, 血流速度: 144mm/s, caFFR: 0.78, caIMR: 20.3

狭窄信息表：

序号	参考管径	狭窄直径	直径狭窄率	狭窄长度	caFFR	△caFFR	压力差
1	2.7mm	1.3mm	52.5%	7mm	0.78	0.18	16mmHg

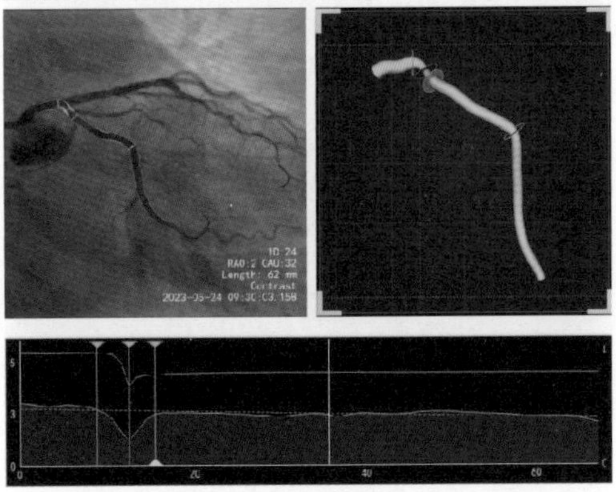

图2-10-15 术中回旋支caFFR检查

Rewire回旋支导丝，以Emerge 2.0mm×15mm、Niballon 2.5mm×20mm球囊6～12atm扩张回旋支开口，以Quantum 3.0mm×12mm球囊12～22atm行前降支支架内后扩张，并与对角支以Quantum 2.5mm×15mm、Quantum 3.0mm×15球囊12atm对吻扩张回旋支和前降支开口，以SWIDE 2.5mm×20mm药物球囊8atm×60s扩张回旋支开口，以Quantum 3.5mm×8mm球囊12～16atm行左主干支架内后扩张（图2-10-16～图2-10-18）。

多角度造影：支架贴壁、膨胀良好，无夹层，TIMI血流3级（图2-10-19～图2-10-21）。

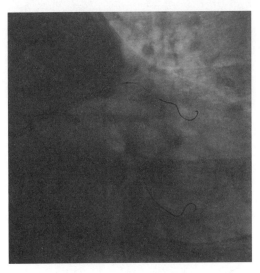

图2-10-16 扩张回旋支开口

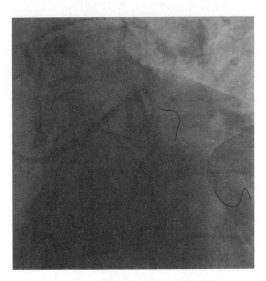

图2-10-17 对吻扩张回旋支和前降支开口

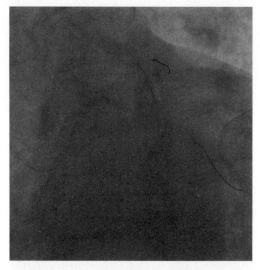

图2-10-18　药物球囊扩张回旋支开口

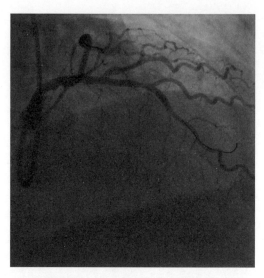

图2-10-19　RAO30°＋CRU30°

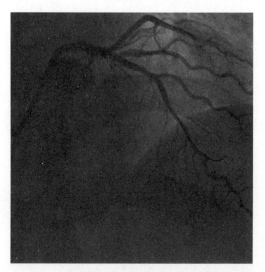

图2-10-20　CRU30°

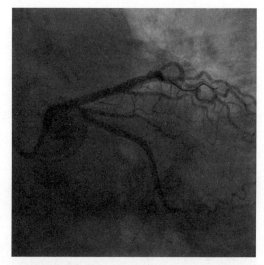

图2-10-21　RAO30°＋CAU30°

　　术后测得前降支caFFR 0.92，回旋支caFFR 0.96（图2-10-22）。

　　撤出导管、导丝，拔除桡动脉鞘管，以加压绑带加压包扎，结束手术。术后心率65次/分，AO 131/61mmHg，血氧饱和度98%。术中共用肝素6500U。

　　术后医嘱：①回病房后每30分钟检查桡动脉穿刺部位，观察穿刺部位有无出血和血肿，约6h解除止血绑带。②监测血压、心率。

　　术后心电图：窦性心律，心率68次/分（图2-10-23）。

　　出院诊断：冠状动脉性心脏病，不稳定型心绞痛。

　　出院时情况：患者未述不适。查体：体温36.0℃，脉搏72次/分，呼吸18次/分，血压132/92mmHg。神志清醒，呼吸音呈清音，未闻及干、湿啰音，未闻及哮鸣音，心率72次/分，

Post-LAD, Pa: 84mmHg, 血流速度: 131mm/s,
caFFR: 0.92, caIMR: 25.0

狭窄信息表:

序号	参考管径	狭窄直径	直径狭窄率	狭窄长度	caFFR	△caFFR	压力差
1	2.5mm	1.8mm	28.9%	9mm	0.92	0.08	3mmHg

Post-LCX, Pa: 84mmHg, 血流速度: 124mm/s,
caFFR: 0.96, caIMR: 27.7

狭窄信息表:

序号	参考管径	狭窄直径	直径狭窄率	狭窄长度	caFFR	△caFFR	压力差
1	3.0mm	2.0mm	32.6%	8mm	0.96	0.04	3mmHg

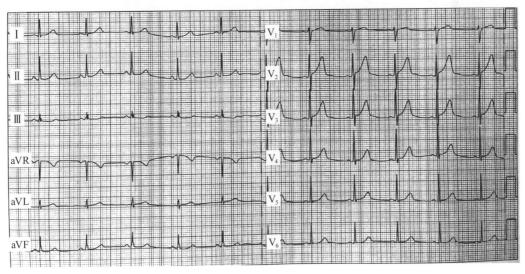

图2-10-22　术后caFFR检查

图2-10-23　术后心电图

节律齐, 无杂音, 腹部平坦, 无压痛及反跳痛, 双下肢无凹陷性水肿。

出院医嘱: ①低盐低脂饮食, 避免劳累、情绪波动、用力等, 院外适当活动, 以不引起胸闷胸痛等症状为宜。监测血压、心律、心率情况。②1个月后心内科门诊随诊, 复查血常规、肝肾功能、电解质、CK、血脂、血糖等化验, 1～3个月后复查心电图、超声心动图。③出院带药: 雷贝拉唑钠肠溶片10mg口服QD, 阿司匹林肠溶片100mg口服QD, 瑞舒伐他汀钙片10mg口服QN, 替格瑞洛片90mg口服Q12H, 单硝酸异山梨酯缓释片30mg口服QD。④通过医院APP挂心内科网络门诊, 可于出院后7d网络购药, 不适随诊。

专家点评: 患者为中老年男性, 冠脉造影显示左主干末端-前降支病变狭窄80%, 回旋支开口狭窄60%，分叉病变，caFFR检查测得前降支caFFR 0.73，回旋支caFFR 0.89，拟行左主干-前降支单支架植入术。支架植入后造影提示回旋支开口狭窄程度较前加重，复测回旋支caFFR检查示0.78，遂行前降支和回旋支对吻扩张，及回旋支开口病变处药物球囊PTCA治疗。术后测得前降支caFFR 0.92，回旋支caFFR 0.96，显示心肌缺血程度明显改善。

该病例为左主干真性分叉病变，对于大部分简单的分叉病变采用即兴支架技术（provisional stenting, PS）是合理的。功能学评价左主干分叉病变以指导治疗策略值得推荐。当面对分叉病变时，对主支、分支进行caFFR检查，根据检查结果进行PCI策略选择，处理完成后复查主支及分支caFFR值，对比术前、术后两次caFFR结果，评估分叉病变主支（分支）处理后分支（主支）血管是否受到影响，以决定进一步处理策略。该病例术中支架植入前后caFFR检查有效指导了手术策略的选择，简单安全高效。

（黄进勇）

病例 11　caFFR 及 IVUS 联合指导下 LAD 病变

患者，男性，70岁。主因"间断胸闷14年，再发伴心悸半月余"入院。

现病史：患者于入院前14年开始间断出现胸闷，位于心前区，呈闷堵感，伴出汗，多于情绪激动及活动时发作，休息后或含服硝酸甘油后3～5min可逐渐缓解，无胸痛、呼吸困难，无胃灼热、反酸，无恶心、呕吐，无头晕、黑矇及意识障碍，至天津市胸科医院就诊，行冠脉造影示前降支狭窄95%，于前降支植入1枚支架（具体资料不详）。患者术后规律服用阿司匹林、氯吡格雷、他汀等冠心病二级预防药物治疗，未再发作上述不适。患者于入院前9年无明显诱因间断出现心悸，伴心跳漏搏感，伴胸闷、气短，无胸痛、大汗及呼吸困难，无恶心、呕吐，无头晕、黑矇及意识障碍，再次就诊于天津市某医院，行Holter示：24h室性期前收缩4327次，复查冠脉造影发现前降支狭窄95%，再次于前降支近段植入1枚支架（具体资料不详），患者术后规律服用阿司匹林、氯吡格雷、他汀、美托洛尔等冠心病二级预防药物治疗，患者上述症状较前明显好转。患者于入院前半个月开始再次出现胸闷，自觉心悸发作较前频繁，伴乏力，症状发作与一般活动量无关，无胸痛、大汗及呼吸困难，无恶心、呕吐，无头晕、黑矇及意识障碍等，遂就诊于门诊，行Holter示24h室性期前收缩2503次，化验心肌酶正常，建议患者入院复查冠脉造影明确冠脉情况。现患者为求进一步诊治收入病房。患者自发病以来，精神尚可，食欲正常，睡眠欠佳，大便正常，小便如常，体重未见明显变化。

既往史：平素健康状况一般。既往2型糖尿病史18余年，目前规律服用二甲双胍0.5g TID进行降糖治疗，自述血糖控制可；高血压史5年余，血压最高达150/90mmHg，目前规律服用比索洛尔5mg QD降压，血压控制在150/90mmHg；既往确诊特异性皮炎1年，目前使用达必妥治疗；否认脑血管病、消化性溃疡、出血、甲状腺功能亢进、哮喘等病史。否认手术、外伤及输血史；否认食物、药物过敏史。

个人史：出生于天津市南开区，久居于天津市南开区，既往吸烟史20年，15～20支/日，未戒烟;饮酒史20余年,约白酒50ml/d,未戒酒。否认疫水疫区接触史,否认工业毒物、粉尘及反射性物质接触史,否认冶游史。

家族史:父母均已故,死因不详;哥哥患冠心病,曾行冠脉旁路移植术治疗;否认家族遗传性病史。

体格检查:体温36.2℃,脉搏77次/分,呼吸19次/分,血压155/83mmHg,体重64.0kg,身高163cm。神志清醒,呼吸平稳,对答切题,口齿清晰,查体合作。全身皮肤黏膜无黄染,无全身浅表淋巴结肿大。颈软,无抵抗,无颈静脉充盈,气管位置居中,胸廓外形正常,无肋间隙增宽。叩诊双肺呈清音,两肺呼吸音粗,未闻及明显干、湿啰音,未闻及哮鸣音,心界叩诊无扩大,心率77次/分,节律齐,各瓣膜听诊区未闻及病理性杂音。腹部平坦,无压痛、反跳痛及肌紧张,肝、脾未触及,肝颈静脉回流征(-)。双下肢无凹陷性水肿。

入院检查:血常规:WBC $6.62×10^9$/L, RBC $5.41×10^{12}$/L, PLT $176×10^9$/L, Hb 166g/L, HCT 48.9%, MCV 90.4fl, MCH 30.7pg, MCHC 339g/L。

尿常规:尿比重1.032,尿隐血(-),尿白蛋白(±),尿白细胞(-),尿酮体(-)。

便常规:隐血(-)。凝血功能:PT 11.4s, PT-INR 1.04, APTT 33.1s, TT 16.8s, FIB 2.68g/L, D-二聚体215ng/ml。

血液生化:ALT 24U/L, AST 25U/L, GGT 19U/L, TBIL 24.5μmol/L, DBIL 7.8μmol/L, TC 2.79mmol/L, TG 1.47mmol/L, LDL-C 1.56mmol/L, HDL-C 0.90mmol/L, Glu 7.6mmol/L, BUN 4.6mmol/L, Cr 69μmol/L, URIC 386μmol/L。游离甲状腺功能:FT_3 4.43pmol/L, FT_4 12.51pmol/L, TSH 4.513μU/ml。HbA1c 7.30%(↑)。

初步诊断:①冠状动脉粥样硬化性心脏病,不稳定型心绞痛? 冠状动脉支架植入术后状态,心功能Ⅰ级(NYHA)。②高血压1级(极高危)。③2型糖尿病。④心律失常,室性期前收缩。

入院用药情况:阿司匹林肠溶片100mg口服QD,硫酸氢氯吡格雷片75mg口服QD,瑞舒伐他汀钙片10mg口服QN,单硝酸异山梨酯缓释片60mg口服QD,雷贝拉唑钠肠溶片10mg口服QD,比索洛尔5mg口服QD,二甲双胍0.5g口服TID。

入院心电图:窦性心律;多个室性期前收缩;非特异性广泛导联T波异常(图2-11-1)。

入院超声心动图:如图2-11-2超声提示左房增大,主动脉瓣、二尖瓣、三尖瓣反流(轻度);左室舒张功能改变。

手术资料:冠脉造影结果如图2-11-3,冠状动脉分布优势类型为左优势型,左主干未见狭窄,前降支近段可见70%狭窄,中远段支架内狭窄50%~70%,回旋支远段可见60%狭窄,分叉病变,Medina1,1,0型,管径约2.0mm,右冠脉管壁不规则。

患者无典型心绞痛症状,拟行前降支caFFR及IVUS检查,必要时行PCI。测得前降支caFFR结果为0.71(图2-11-4)。

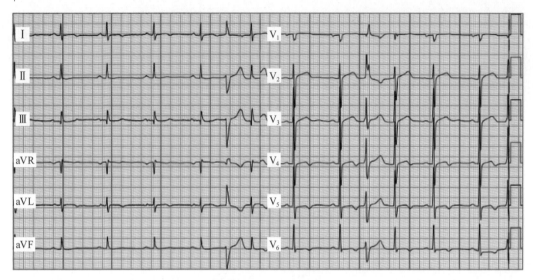

图2-11-1　入院心电图

2-D及M型				Doppler	收缩期	舒张期
主动脉窦径	33mm	主肺动脉径	24mm	二尖瓣	420cm/s	84cm/s
左房前后径	42mm	左室舒末径	48mm	三尖瓣	255cm/s	60cm/s
右房左右径	35mm	右室左右径	30mm	主动脉瓣	120cm/s	400cm/s
室间隔厚度	10mm	运动幅度	8mm	肺动脉瓣	60cm/s	
左室后壁厚度	10mm	运动幅度	10mm	肺动脉压力	26mmHg	
心功能检查：	左室射血分数（EF）：0.64		二尖瓣血流E/A：1.2		组织多普勒Ea/Aa：0.8	

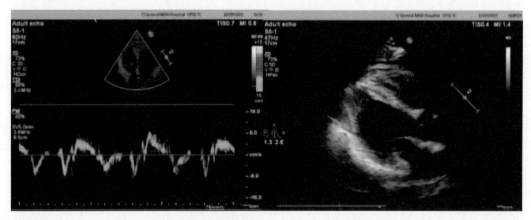

超声所见：

主动脉窦内径正常；左心房增大，余各腔室内径正常；左、右室壁厚度及运动正常；房间隔及室间隔完整；主动脉瓣、二尖瓣、三尖瓣可见少量反流信号，为中心性；心包未见明显异常。

超声提示：

左房增大

主动脉瓣、二尖瓣、三尖瓣反流（轻度）

左室舒张功能改变，请结合临床

图2-11-2　入院超声心动图

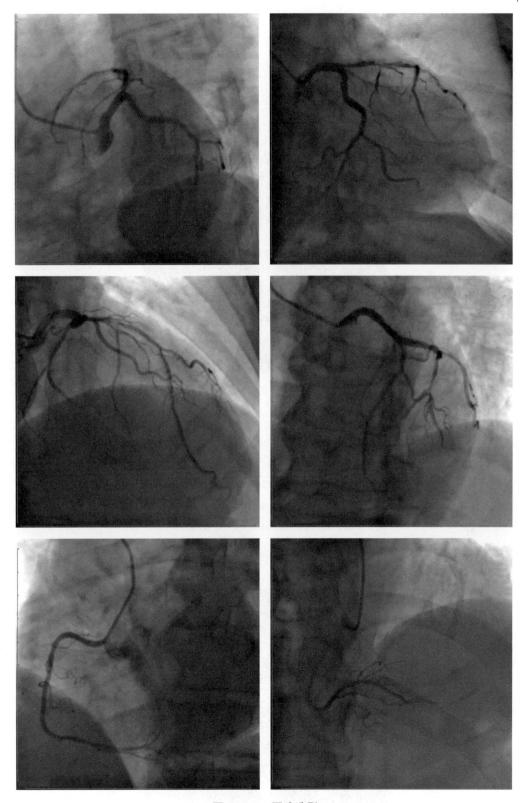

图 2-11-3　冠脉造影

左前降支（LAD），caFFR：0.71，Pa：95mmHg，
血流速度：139mm/s
狭窄信息表：

序号	参考管径	狭窄直径	直径狭窄率	狭窄长度	caFFR	△caFFR	压力差
1	3.0mm	1.7mm	43.4%	13mm	0.93	0.07	9mmHg
2	1.8mm	1.1mm	41.0%	18mm	0.71	0.22	15mmHg

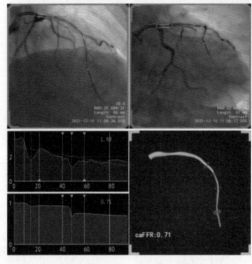

图2-11-4　caFFR检查

选用6F XB3.5指引导管，一条Runthrough导丝送入前降支，行前降支IVUS检查示：前降支近段MLA 5.46mm^2，远段支架内MLA 3.53mm^2，局部可见钙化。根据IVUS（图2-11-5）及caFFR检查结果，拟行前降支中远段PCI术。

Tazuna 2.0mm×15mm球囊12～20atm、Omnipass NC 3.0mm×15mm球囊12～16atm依次于前降支原支架内预扩张（图2-11-6）。

Bingo 2.5mm×35mm药物球囊8atm×90s于前降支中远段支架内释放（图2-11-7）。

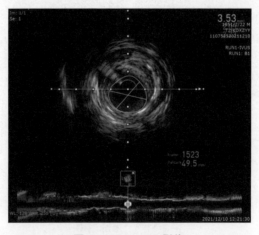

图2-11-5　IVUS影像

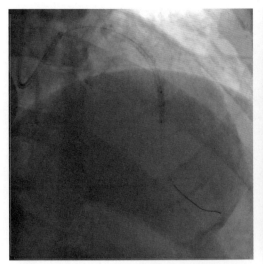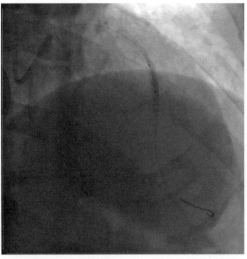

图2-11-6　球囊预扩张

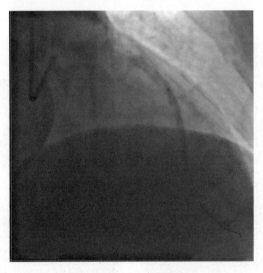

图2-11-7　远段支架释放

术后造影显示：前降支原支架内管腔丢失显著改善，残余狭窄20%，无夹层撕裂及穿孔，TIMI血流3级（图2-11-8）。

术后复测前降支caFFR结果为0.9（图2-11-9）。

术后复查前降支中远段支架内MLA 4.56mm²（图2-11-10）。

专家点评：caFFR作为冠脉功能学的重要评价指标或手段，可准确评价冠脉狭窄对远端血流的影响、明确冠脉狭窄与心肌缺血的关系，进而制订对冠心病患者合理的治疗决策并在必要时进一步指导其介入治疗策略，尤其适用于临界病变、多支病变及弥漫病变。IVUS作为一种腔内影像学手段，能精确测量冠脉血管参考直径、狭窄程度，明确病变形态、斑块性质及分布等，对于PCI术前评估及术后优化起到重要的辅助决策作用，尤其适用于复杂病变（左主干病变、分叉病变、钙化病变、CTO病变及弥漫病变等）。在临床实

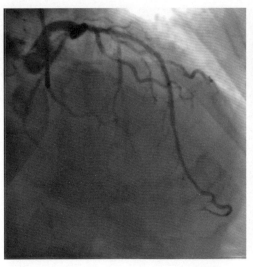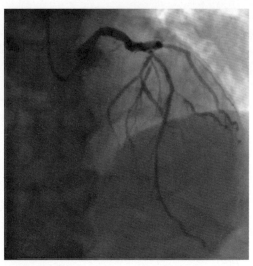

图2-11-8　术后冠脉造影

post-LAD, caFFR: 0.90, Pa: 95mmHg,
血流速度: 181mm/s

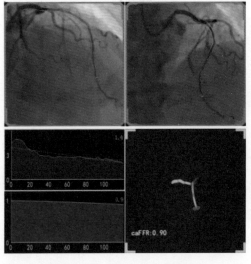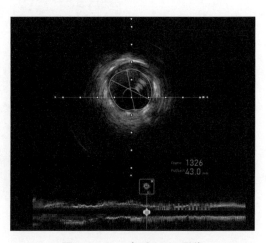

图2-11-9　术后caFFR检查　　　　　　图2-11-10　术后IVUS影像

际应用时，caFFR主要是指导该不该做，而IVUS更多的是回答如何做得更好。既往研究表明，无论功能学（caFFR）还是影像学（IVUS、OCT）指导PCI均优于单纯造影下的PCI，两者结合更可以优势互补，更为全面、完善地评估患者冠脉情况及优化PCI手术疗效。

该患者无典型心绞痛表现，冠脉造影提示前降支弥漫、临界病变，术前通过测定前降支caFFR值为0.71不仅确定了狭窄与缺血关系，更精准地找出了罪犯节段或罪犯病变位于前降支中远段支架内再狭窄处，术前IVUS则清晰地提供出病变程度、性质及累及范围等解剖学信息，为制订手术策略提供帮助。药物球囊处理支架内再狭窄病变后通过IVUS联合caFFR共同优化，取得了满意的caFFR及MLA值。

（孙佩伟）

病例12 caFFR在Medina分型（0，1，1）分叉病变中的灵活使用

患者，男性，67岁。主因"胸痛1周"入院。

现病史：患者于入院前1周无明显诱因出现胸痛，为刺痛感，位于胸骨后，范围约1个拳头大小，伴心悸，不伴大汗，不伴咽部紧缩感、左上肢麻木和后背痛等放射痛，无头晕、头痛，无咳嗽咳痰，无呼吸困难，无恶心、呕吐，无腹痛、腹泻，无黑矇、视物模糊、意识障碍等症状，当时测血压160/90mmHg，舌下含服硝苯地平后症状3～5min后缓解，就诊于社区医院，行心电图检查提示胸导联ST段压低，未予特殊诊治，进一步就诊于我院急诊查心电图提示ST段压低较前缓解，予患者阿司匹林、氯吡格雷抗血小板、他汀调脂和单硝酸异山梨酯片扩血管等药物治疗，建议必要时完善冠脉造影明确冠脉情况。今为进一步诊治，以"冠心病，不稳定型心绞痛"收住院。患者自本次发病以来，精神尚可，食欲正常，睡眠尚可，大小便正常，体重未见明显下降。

既往史：平素健康状况良好；高血压史8年，最高血压170/87mmHg，平素服用非洛地平、替米沙坦控制血压波动于120～130/70～80mmHg，糖尿病史1年，未规律监测及药物治疗，1年前结核性包裹性胸膜炎；否认传染病史；无手术史，无外伤史；否认输血史；否认药物过敏史和食物过敏史。

个人史：出生于天津市市辖区，久居天津市居住地。吸烟史20年，平均5支/日，已戒烟；否认饮酒史。否认疫水疫区接触史。无工业毒物、粉尘、放射性物质接触史。无冶游史。无流行病学接触史。无近期高风险地区旅居史。

婚育史：适龄结婚，育有1女，配偶体健。

家族史：家族中否认类似患者。否认家族遗传性疾病史。

体格检查：体温36.2℃，脉搏68次/分，呼吸20次/分，血压120/76mmHg，体重65.0kg，身高170cm。意识清晰，自主体位，正常面容，查体合作。颈软无抵抗，颈动脉搏动正常，颈静脉无怒张，肝颈静脉回流征（-），未闻及血管杂音，气管居中，甲状腺无肿大。胸廓无畸形，胸骨无压痛，肋间隙正常，胸壁无静脉曲张，双侧乳腺正常。双侧呼吸运动对称，语颤正常，双肺叩诊呈清音，肺肝浊音界正常，肺下界正常，双肺呼吸音清，未闻及干、湿啰音，无哮鸣音。心前区无隆起，心尖冲动正常，心率68次/分，律齐，心音正常，无心包摩擦音，未闻及病理性杂音。腹部平坦，未见胃肠型，未见蠕动波，未见腹壁静脉曲张。腹部柔软、紧张度适中，无压痛，无反跳痛，无肌紧张。肝、脾未触及，未触及包块，无肝区叩击痛，无肾区叩击痛，移动性浊音（-），肠鸣音3次/分，未闻及血管杂音。双下肢无水肿。足背动脉搏动正常，双侧对称。

实验室检查及特殊检查：无。

入院初步诊断：①冠状动脉性心脏病，不稳定型心绞痛，心功能Ⅰ级（NYHA）。②高血压2级（极高危）。③2型糖尿病。④结核包裹性胸膜炎。

入院药物治疗: 阿司匹林肠溶片100mg口服QD, 氢氯吡格雷片75mg口服QD, 雷贝拉唑钠肠溶片10mg口服QD, 瑞舒伐他汀钙片10mg口服QN, 非洛地平缓释片5mg口服QD, 单硝酸异山梨酯片20mg口服BID, 伏格列波糖片0.2mg口服TID。

入院心电图: 窦性心律, 心率71次/分 (图2-12-1)。

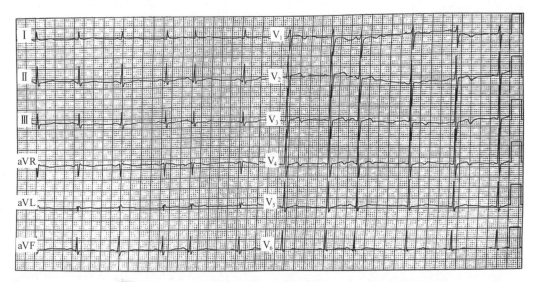

图2-12-1　入院心电图

入院超声心动图: LA 38mm, LV 49mm, RA 37mm, RV 30mm, EF 63%, 提示左房增大 (图2-12-2)。

入院化验检查: 血常规示WBC 5.34×10^9/L, Hb 128g/L, PLT 110×10^9/L。B型钠尿肽测定56pg/ml, 肌钙蛋白T 0.012ng/ml, 肌酸激酶36U/L, 肌酸激酶同工酶8U/L。氯110mmol/L, 钠142mmol/L, 钾4.5mmol/L, 肌酐 (酶法) 59μmol/L。总胆固醇5.26mmol/L, 甘油三酯1.65mmol/L, 低密度脂蛋白胆固醇2.86mmol/L, 葡萄糖5.8mmol/L, 谷草转氨酶14U/L, 谷丙转氨酶12U/L, 白蛋白 (溴甲酚绿法) 36g/L。糖化血红蛋白6.80%。游离甲状腺功能、凝血功能、便常规、尿常规未见明显异常。

冠脉造影过程及结果: 患者平卧于导管床, 用碘伏消毒右上肢及肘以下2次。以双侧腹股沟为中心, 从内到外, 上至脐水平, 下至膝关节水平, 消毒2次, 铺巾、展单, 暴露右桡动脉手术野。在腕横纹上约2cm桡动脉搏动明显处, 用2%利多卡因1ml局部麻醉后穿刺右桡动脉成功, 以Seldinger法植入6F动脉鞘管。5FTIG导管行左、右冠脉造影。结果显示: 冠脉分布优势类型呈右优势型, 左主干未见明显狭窄, 前降支中段可见70%狭窄, 第一对角支开口至第一对角支近段可见80%狭窄, 回旋支管壁不规则, 右冠管壁不规则 (图2-12-3~图2-12-8)。

病例分析及策略选择: 患者冠脉分叉病变, 拟行前降支和对角支caFFR检查, 必要时行PCI治疗。

2-D及M型				Doppler	收缩期	舒张期
主动脉窦径	35mm	主肺动脉径	22mm	二尖瓣	312cm/s	79cm/s
左房前后径	38mm	左室舒末径	49mm	三尖瓣	250cm/s	53cm/s
右房左右径	37mm	右室左右径	30mm	主动脉瓣	130cm/s	350cm/s
室间隔厚度	10mm	运动幅度	7mm	肺动脉瓣	97cm/s	
左室后壁厚度	10mm	运动幅度	10mm	肺动脉压力	27mmHg	
心功能检查:	左室射血分数(EF): 0.63		二尖瓣血流E/A: 0.8		组织多普勒Ea/Aa:	

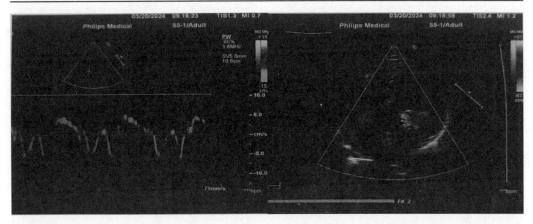

超声所见:

主动脉窦内径正常;左房增大,余各腔室内径正常;左、右室壁厚度及运动正常;房间隔及室间隔完整;主动脉瓣、二尖瓣、三尖瓣可见少量反流信号,为中心性;心包未见明显异常。

超声提示:

左房增大

主动脉瓣、二尖瓣、三尖瓣反流(轻度)

左室舒张功能改变,请结合临床

图2-12-2　入院超声心动图

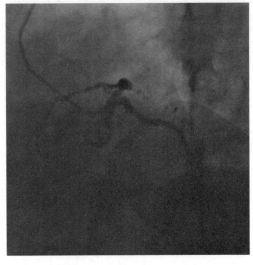

图2-12-3　LAO45°＋CAU30°

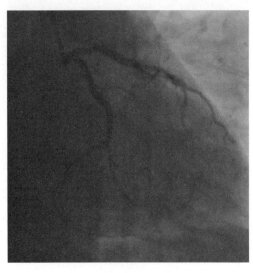

图2-12-4　RAO30°＋CAU30°

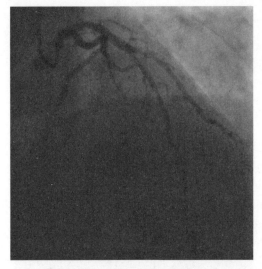

图2-12-5 RAO30°＋CRU30°

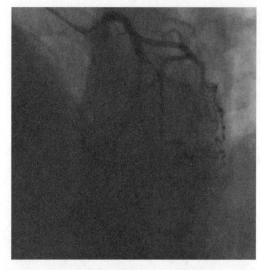

图2-12-6 LAO30°＋CRU30°

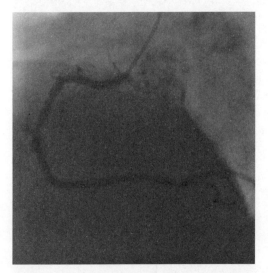

图2-12-7 LAO45°

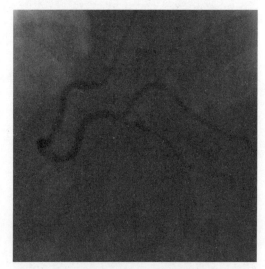

图2-12-8 CRU30°

　　caFFR检查及手术过程：术中分别行前降支caFFR0.72、对角支caFFR0.79（图2-12-9）。会诊后决定行前降支和对角支PCI术。送6F EBU3.5指引导管至左冠开口，将2条Runthrough NS导丝分别送至前降支和对角支远段，以Emerge 2.0mm×20mm球囊12atm扩张前降支和对角支病变处（图2-12-10，图2-12-11）。

左前降支（LAD），Pa: 101mmHg，血流速度: 124mm/s，caFFR: 0.72，caIMR: 23.4
狭窄信息表：

序号	参考管径	狭窄直径	直径狭窄率	狭窄长度	caFFR	△caFFR	压力差
1	2.8mm	1.3mm	53.4%	42mm	0.72	0.28	25mmHg

左缘支（D1），Pa: 101mmHg，血流速度: 122mm/s，caFFR: 0.79，caIMR: 26.0
狭窄信息表：

序号	参考管径	狭窄直径	直径狭窄率	狭窄长度	caFFR	△caFFR	压力差
1	2.7mm	1.1mm	57.5%	22mm	0.79	0.21	20mmHg

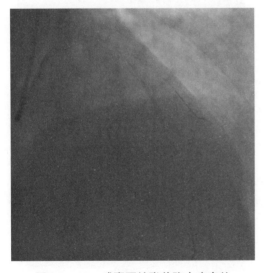

图2-12-9　术前caFFR检查

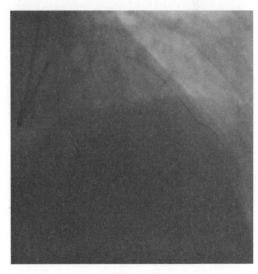

图2-12-10　球囊预扩张前降支病变处　　图2-12-11　球囊预扩张对角支病变处

送Excrossal 2.5mm×29mm支架至对角支病变处，定位准确后以8atm释放，以Quantum 2.5mm×15mm球囊18atm于对角支支架内后扩张（图2-12-12～图2-12-14）。

先后送Excrossal 2.5mm×33mm、Excrossal 2.75mm×33mm支架至前降支中段病变处，定位准确后以9atm释放，以Quantum 2.5mm×15mm、Quantum 2.75mm×15mm球囊12～16atm行前降支支架内后扩张（图2-12-15～图2-12-18）。

多角度造影示支架贴壁、膨胀良好，无夹层，TIMI血流3级（图2-12-19～图2-12-22）。

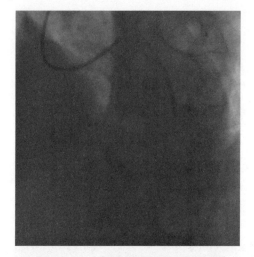

图2-12-12　对角支病变处支架释放

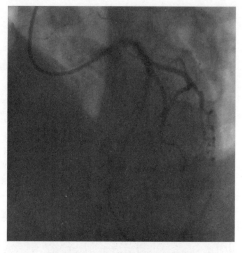

图2-12-13　支架释放后造影

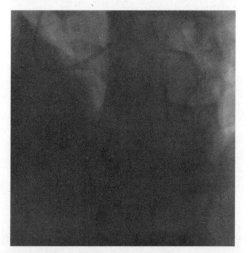

图2-12-14　支架内后扩张（一）

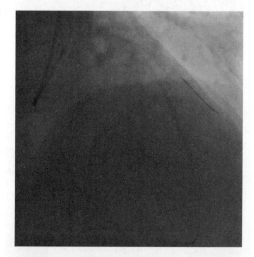

图2-12-15　前降支病变处第一个支架释放

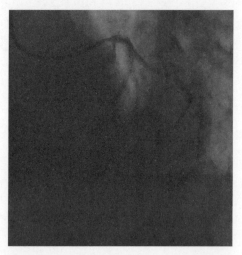

图2-12-16　前降支病变处第二个支架释放

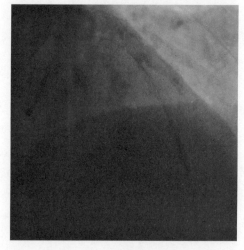

图2-12-17　支架内后扩张（二）

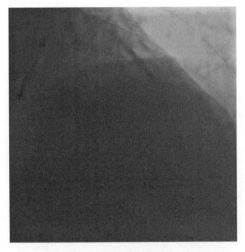

图2-12-18 支架内后扩张（三）

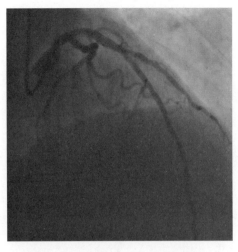

图2-12-19 RAO30°＋CRU30°

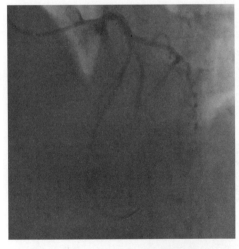

图2-12-20 LAO30°＋CRU30°

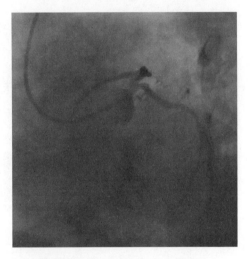

图2-12-21 LAO45°＋CAU30°

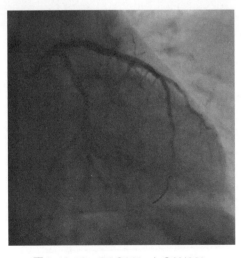

图2-12-22 RAO30°＋CAU30°

术后测得前降支caFFR0.93，对角支caFFR0.95（图2-12-23）。

撤出导管、导丝，拔除桡动脉鞘管，以加压绑带加压包扎，结束手术。术后心率73次/分，AO 156/74mmHg，血氧饱和度97%。术中共用肝素6500U。

术后医嘱：①回病房后每30分钟检查桡动脉穿刺部位，观察穿刺部位有无出血和血肿，约6h解除止血绑带。②监测血压、心率。

术后心电图：窦性心律，心率56次/分（图2-12-24）。

出院诊断：①冠状动脉性心脏病，不稳定型心绞痛，心功能Ⅰ级（NYHA）。②高血压病2级（极高危）。③2型糖尿病。④结核包裹性胸膜。

出院时情况：患者未述胸痛、憋气。查体：血压130/79mmHg。神志清醒，呼吸平稳，对答切题，口齿清晰，查体合作。全身皮肤黏膜无黄染，无全身浅表淋巴结肿大，颈软，无抵抗感，无颈静脉充盈，气管位置居中，胸廓外形正常，无肋间隙增宽，叩诊双肺呈清音，

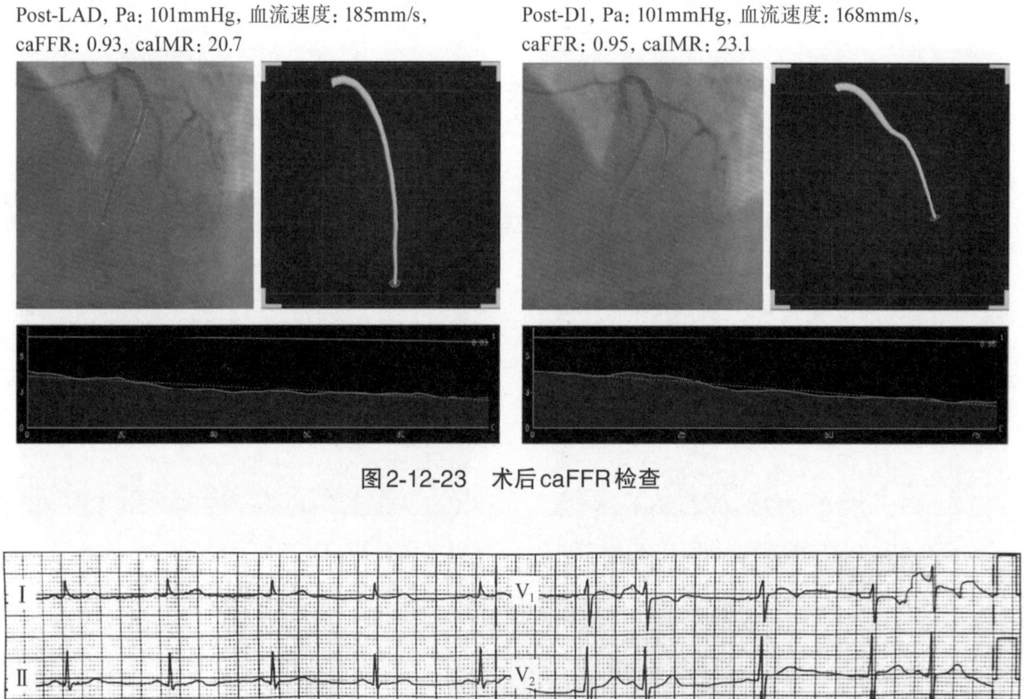

Post-LAD, Pa: 101mmHg, 血流速度: 185mm/s, caFFR: 0.93, caIMR: 20.7
Post-D1, Pa: 101mmHg, 血流速度: 168mm/s, caFFR: 0.95, caIMR: 23.1

图2-12-23　术后caFFR检查

I
II
III
aVR
aVL
aVF
V_1
V_2
V_3
V_4
V_5
V_6

图2-12-24　术后心电图

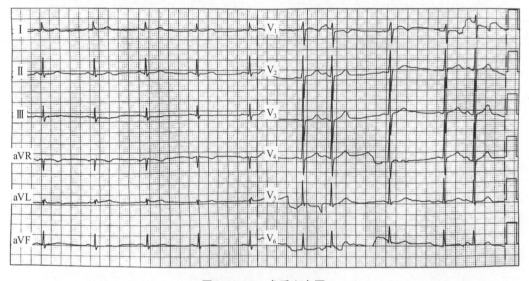

呼吸音呈清音,未闻及干、湿啰音,未闻及哮鸣音,心界叩诊无扩大,心率69次/分,节律齐,无杂音,腹部平坦,无腹部压痛,无腹部反跳痛,肝、脾未触及,肝颈静脉回流征(-),双下肢无凹陷性水肿。

出院医嘱:①低盐低脂糖尿病饮食,避免劳累、情绪波动、用力等,院外适当活动,以不引起胸闷胸痛等症状为宜。监测血压、心律、心率情况。②若患者院外再次出现类似症状,及时就诊,严重时可拨打"120",通过急救车转运更安全。③1个月后心内科门诊随诊,复查血常规、肝肾功能、电解质、CK、血脂、血糖等化验,1~3个月后复查心电图、超声心动图。④严格遵医嘱服药物,不能擅自停药。出院带药(7d):阿司匹林肠溶片100mg口服QD,氢氯吡格雷片75mg口服QD,瑞舒伐他汀钙片10mg口服QD,非洛地平缓释片5mg口服QD,单硝酸异山梨酯片20mg口服BID,伏格列波糖片0.2mg口服TID。⑤通过医院APP挂心内科网络门诊,可于出院后7d网络购药。

专家点评:患者为中老年男性,入院完善术前准备,冠脉造影提示前降支和对角支病变,且对角支粗大。相较非分叉病变,分叉病变介入手术治疗更为复杂,主支治疗后如何评估分支血管是否受影响仍是术中的难题,针对这一问题,联合caFFR检查或可提供一个相对优化的策略。

该患者对前降支及对角支病变进行caFFR检查,明确了引起心肌缺血的病变节段,术中分别行对角支和前降支病变处支架植入治疗,避免了双支架术式,术后测得前降支caFFR0.93,对角支caFFR0.95。caFFR功能学检查使得复杂问题更加简单化,且操作简单、安全、有效。

(黄进勇)

病例13 caFFR指导LAD-D真性分叉病变

患者,男性,57岁。主因"突发剑突下烧灼感10d"入院。

现病史:患者于入院前10d骑自行车时突发剑突下烧灼感,伴下颌及左侧小指不适感(具体不能描述),伴微汗,无胸痛、胸闷及肩背部放射痛,无咳嗽、咳痰,无恶心、呕吐及反酸,无腹胀、腹泻,无头晕、黑矇及意识障碍,停下休息后约3min上述症状自行缓解。患者就诊于当地医院,行冠脉CTA检查示冠状动脉多发斑块形成,管腔狭窄,建议DSA进一步检查,予阿司匹林、氯吡格雷抗血小板,欣康扩冠,瑞舒伐他汀钙调脂,美托洛尔缓释片控制心率等治疗,此后患者未再发作上述不适。现为求进一步诊治收入院。患者自发病以来,精神尚可,食欲正常,睡眠尚可,大小便正常,体重未见明显下降。

既往史:平素健康状况良好。既往发现血压升高半年,血压最高为140/90mmHg,规律服用替米沙坦40mg QD治疗,自述血压控制可,平常稳定在110/70mmHg左右。2021年因甲状腺癌于我院行甲状腺切除治疗。否认糖尿病、脑血管病、消化性溃疡、出血及哮喘等病史。否认手术、外伤、输血史,否认食物、药物过敏史。

个人史:出生于山东省聊城市,久居山东省聊城市。吸烟史10年,平均10支/日,已戒烟1年;否认饮酒史。否认疫水疫区接触史,否认工业毒物、粉尘及放射性物质接触史。否认冶游史。

家族史：家族中否认类似患者。否认家族遗传性病史。

体格检查：体温36.2℃，脉搏70次/分，呼吸16次/分，血压146/96mmHg，体重89.0kg，身高185cm。神志清醒，呼吸平稳，对答切题，口齿清晰，查体合作。全身皮肤黏膜无黄染，无全身浅表淋巴结肿大。颈软，无抵抗，无颈静脉充盈，气管位置居中，胸廓外形正常，无肋间隙增宽。叩诊双肺呈清音，两肺呼吸音粗，未闻及明显干、湿啰音，未闻及哮鸣音，心界叩诊无扩大，心率70次/分，节律齐，各瓣膜听诊区未及病理性杂音。腹部平坦，无压痛、反跳痛及肌紧张，肝、脾未触及，肝颈静脉回流征（-）。双下肢无凹陷性水肿。

入院检查：血常规：WBC $4.71×10^9$/L，RBC $4.38×10^{12}$/L，PLT $185×10^9$/L，Hb 133g/L，HCT 40.5%，MCV 92.5fl，MCH 30.4pg，MCHC 328g/L。

尿常规：尿比重1.017，尿隐血（-），尿白蛋白（-），尿白细胞（-），尿酮体（-），pH5.0。

便常规：隐血（-）。凝血功能：PT 10.6s，PT-INR 0.97，APTT 25.5s，TT 18.9s，FIB 3.30g/L，D-二聚体264ng/ml。

血液生化：ALT 25U/L，AST 20U/L，GGT 33U/L，TBIL 18.2μmol/L，DBIL 6.0μmol/L，TC 3.72mmol/L，TG 1.24mmol/L，LDL-C 2.36mmol/L，HDL-C 1.11mmol/L，Glu 4.1mmol/L，BUN 6.0mmol/L，Cr 78μmol/L，URIC 622μmol/L。

游离甲状腺功能：FT_3 4.33pmol/L，FT_4 18.38pmol/L，TSH 0.025μU/ml（↓）（参考值：0.350～4.940μU/ml）。

HbA1c 5.5%。

初步诊断：①冠状动脉粥样硬化性心脏病，不稳定型心绞痛，心功能I级（NYHA）。②高血压1级（极高危）。③高尿酸血症。④甲状腺肿瘤术后。

入院用药情况：阿司匹林肠溶片100mg口服QD，硫酸氢氯吡格雷片75mg口服QD，瑞舒伐他汀钙片10mg口服QN，单硝酸异山梨酯片20mg口服BID，雷贝拉唑钠肠溶片10mg口服QD，美托洛尔缓释片23.75mg口服QD，左甲状腺素钠片50μg口服QD。

入院心电图：窦性心律（图2-13-1）。

心脏超声心动图：如图2-13-2超声提示升主动脉增宽；主动脉瓣反流（轻至中度）；二尖瓣反流（轻度）。

手术资料：冠脉造影结果如图2-13-3，冠脉造影结果显示冠状动脉分布优势类型为右优势型，左主干未见狭窄，前降支开口和近段可见80%狭窄，分叉病变，Medinal，1，1型，第一对角支开口可见80%狭窄，管径约2.5mm，回旋支钝缘支中段可见50%狭窄，右冠脉未见狭窄。

行前降支caFFR检查，结果为0.72，决定行前降支PCI术（图2-13-4）。

选用6F UBS3.5指引导管，一条Sion导丝送入前降支，一条Sion Blue导丝送入对角支，Pioneer 2.5mm×15mm球囊12atm行前降支预扩张（图2-13-5）。

采用JBT技术保护第二对角支（MINI TREK 1.5mm×15mm球囊8atm扩张对角支开口），前降支中段病变处植入Excrossal 3.5mm×36mm支架（图2-13-6），Crossover第二对角支，支架球囊8atm对吻扩张。

撤出对角支球囊，Thonic NC 3.5mm×15mm球囊于前降支中段支架内12～20atm后扩张（图2-13-7）。

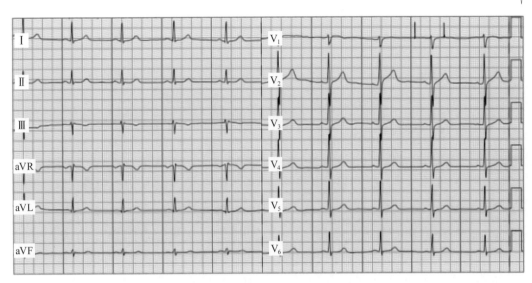

图2-13-1　入院心电图

基本测值（M型/二维/血流多普勒/左室收缩、舒张功能）

		单位	正常成人参考值			单位	正常成人参考值	
			男	女			男	女
主动脉窦内径	32	mm	24～36	21～34	主肺动脉内径	25	mm	15～28	14～27
左房前后径	35	mm	24～38	22～37	右房左右径	38	mm	26～44	24～41
左室舒张末径（前后）	46	mm	38～54	37～50	右室左右径（中）	32	mm	16～37	15～34
左室收缩末径（前后）	28	mm	23～39	21～35	左室后壁厚度	10	mm	6～11	6～11
室间隔厚度	10	mm	6～11	6～11	肺动脉收缩压	29	mmHg	<30	
二尖瓣					三尖瓣				
E峰	0.7	m/s	0.6～1.3		E峰	0.5	m/s	0.3～0.7	
主动脉瓣					肺动脉瓣				
收缩期峰值流速	1.2	m/s	1.0～1.7		收缩期峰值流速	0.8	m/s	0.6～1.2	
左室收缩功能					左室舒张功能				
左室射血分数	68	%	53～76	53～77	二尖瓣E/A	1.0		0.8～1.2	
短轴缩短率	38	%	25～45		间隔E′	9.8	cm/s	>7.0	
左室舒张末容量	96	ml	46～128	38～107	侧壁E′	16.9	cm/s	>10.0	
左室收缩末容量	30	ml	12～50	8～44	平均E/E′	5		<10	

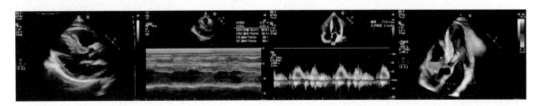

超声所见：
升主动脉内径40mm；主动脉窦内径正常；各腔室内径正常；左室壁厚度及运动正常；房间隔及室间隔完整；主动脉瓣可见少-中量反流信号，二尖瓣、三尖瓣可见少量反流信号，为中心性；心包未见明显异常。
超声提示：
升主动脉增宽
主动脉瓣反流（轻至中度）
二尖瓣反流（轻度）

图2-13-2　入院超声心动图

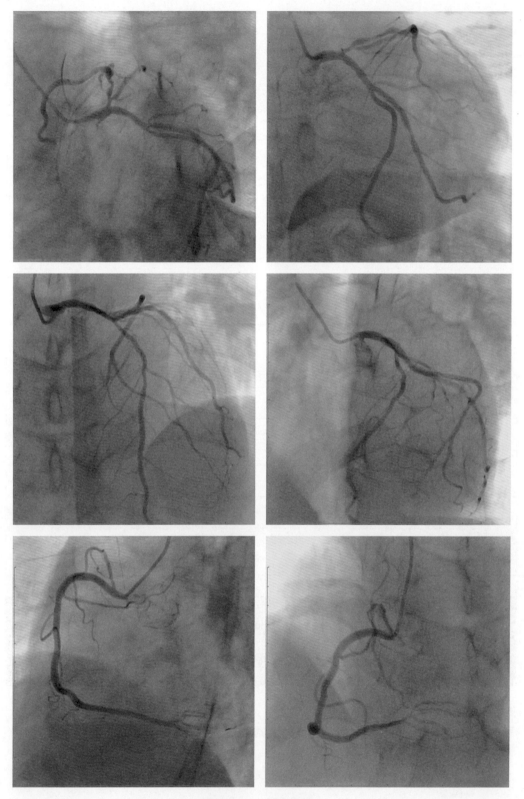

图2-13-3　冠脉造影

左前降支（LAD），Pa：109mmHg，血流速度：162mm/s，
caFFR：0.72，caIMR：19.4

狭窄信息表：

序号	参考管径	狭窄直径	直径狭窄率	狭窄长度	caFFR	△caFFR	压力差
1	2.9mm	1.9mm	34.8%	14mm	0.95	0.05	5mmHg
2	2.5mm	1.2mm	50.5%	31mm	0.72	0.23	26mmHg

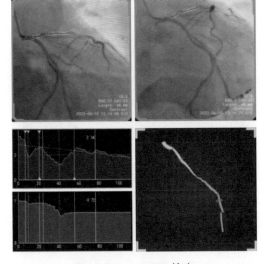

图2-13-4 caFFR检查

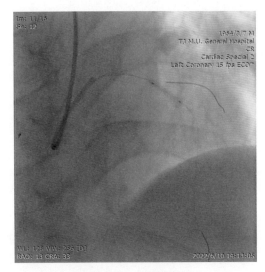

图2-13-5 球囊预扩张

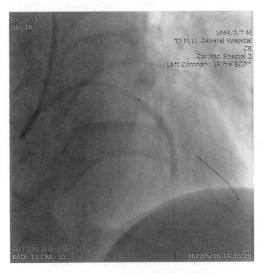

图2-13-6 前降支中段植入支架

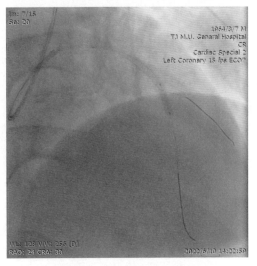

图2-13-7 球囊于支架内后扩张

采用JBT技术保护第一对角支（MINI TREK 1.5mm×15mm球囊8atm扩张对角支开口），术中精确定位，前降支开口至近段病变处植入Excrossal 3.5mm×33mm支架（图2-13-8），Crossover第一对角支，支架球囊8atm对吻扩张。

撤出对角支球囊，Ultratimes NC 3.5mm×15mm球囊于前降支近段支架内16～20atm后扩张（图2-13-9）。

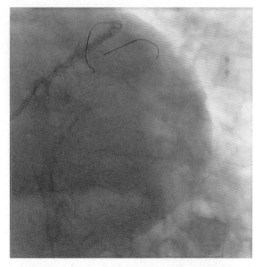

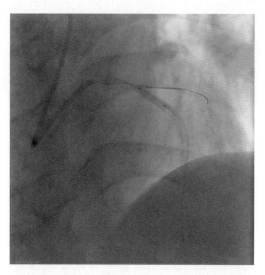

图2-13-8　前降支开口至近段植入支架　　　　图2-13-9　　前降支近段支架内后扩张

术后造影（图2-13-10），前降支支架膨胀、贴壁良好，无夹层撕裂或穿孔，TIMI血流3级，第一对角支开口狭窄80%，TIMI血流3级。

复测前降支caFFR 0.94，第一对角支caFFR0.8（图2-13-11）。

专家点评：该例患者冠脉造影提示LAD-D真性分叉病变，前降支caFFR值为0.72，结合患者此次症状发作与活动有关，考虑前降支狭窄具有功能学意义，需要进行PCI治疗。那么术前在制订手术策略时首先需要确定采用何种术式来处理该分叉病变。按照定义复杂分叉病变的DEFINITION标准，本病例LAD-D分叉病变不符合其标准，应当属于简单分叉病变，基于简单、安全和迅速的治疗原则，因此手术策略首选单支架术式，即Crossover对角支。但由于"铲雪"效应、分叉嵴移位等原因，主支植入支架后分支开口可能受累，

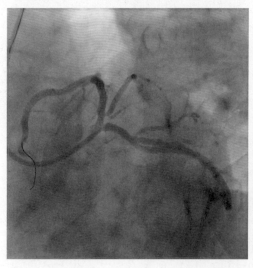

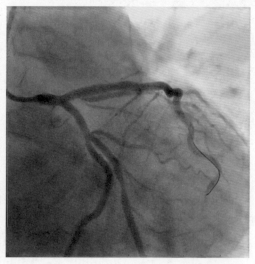

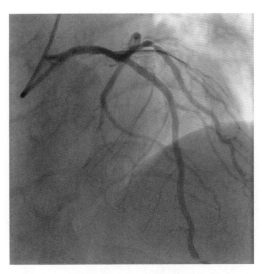

图2-13-10　术后造影

post-LAD, Pa: 110mmHg, 血流速度: 178mm/s, caFFR: 0.94, caIMR: 23.6

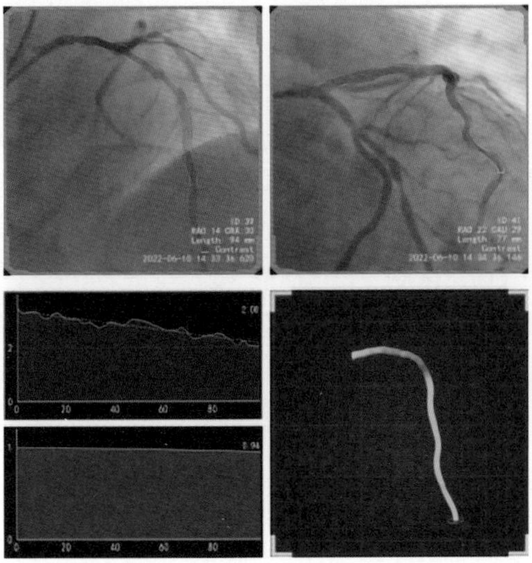

post-D1, caFFR: 0.80, Pa: 110mmHg, 血流速度: 83mm/s

狭窄信息表:

序号	参考管径	狭窄直径	直径狭窄率	狭窄长度	caFFR	△caFFR	压力差
1	3.0mm	1.2mm	58.2%	12mm	0.80	0.20	23mmHg

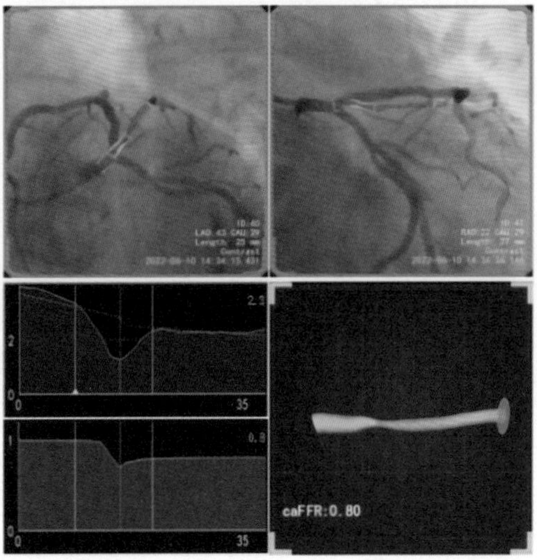

图2-13-11　术后caFFR检查

严重时可出现分支急性闭塞、夹层、血肿等不良事件,尤其对于供血范围的较大分支,更应当谨慎,在主支支架植入后常规评估其功能学情况以便及时更改手术策略从而保证最大手术获益、减少手术相关风险具有重要意义。在本例患者中,考虑到对角支较为重要,术者采取球囊拘禁技术进行边支保护,与导丝拘禁技术相比,可减轻主支支架所致的血管嵴移位及主支斑块向边支的移位、减少对吻后扩张及边支支架植入的必要性。术后采用caFFR协助评估对角支开口受累程度,caFFR值为0.80,从而判定边支开口不需要干预。

分叉病变始终是PCI治疗的一个难题，分支的直径、分支的角度、斑块的位置等的不同，使得分叉病变千差万别，加之术者的经验、认知的不同，手术策略及术式（单支架或双支架）需要个体化考虑，无论是功能学检测或腔内影像学检查都可以借助，结果重于术式！结果重于过程！

（孙佩伟　郭一凡）

病例14　caFFR及OCT联合指导下LAD病变

患者，女性，71岁。主因"胸闷半年，胸痛1周"入院。

现病史：患者于入院前半年，无明显诱因出现胸闷，无心前区、肩背不适，无出汗，无心悸，无腹痛，无恶心、呕吐，无头晕、头痛、黑矇、意识障碍等，深呼吸后缓解，与活动无关，就诊于当地医院，查心电图示提示心肌缺血，未规律用药。入院前1周，患者无明显诱因出现右侧胸痛，为闷痛感，范围约1个手掌大小，伴心悸，不伴大汗，不伴咽部紧缩感、左上肢麻木和后背痛等放射痛，无头晕、头痛，无咳嗽咳痰，无恶心、呕吐，无腹痛、腹泻，无黑矇、视物模糊、意识障碍等症状，持续5~15min，休息后缓解，就诊于我院，查冠脉CT提示前降支和回旋支中度狭窄，建议进一步完善冠脉造影检查。现为求进一步诊治收入院。患者自本次发病以来，精神尚可，食欲正常，睡眠尚可，大小便正常，体重未见明显下降。

既往史：高血压史10年，最高180/90mmHg，服用氯沙坦钾100mg QD，血压稳定在140~150/70~80mmHg；糖尿病史10年余，服用瑞格列奈2mg TID，注射甘精胰岛素制剂16U QN，空腹血糖在19mmol/L左右，餐后血糖未监测；否认脑血管病、消化性溃疡、出血、甲状腺功能亢进、哮喘等病史。否认食物、药物过敏史。

个人史：出生于天津，久居天津。有吸烟史30年，平均10支/日。否认饮酒史。否认疫水疫区接触史。无工业毒物、粉尘、放射性物质接触史。无冶游史。

婚育史：适龄结婚，育有2子1女。

家族史：家族中否认类似患者。否认家族遗传性病史。

体格检查：体温36.4℃，脉搏80次/分，呼吸17次/分，血压148/84mmHg，体重60.0kg，身高166cm。意识清晰，自主体位，正常面容，查体合作。颈软无抵抗，颈动脉搏动正常，颈静脉无怒张，肝颈静脉回流征(-)，未闻及血管杂音，气管居中，甲状腺无肿大。胸廓无畸形，胸骨无压痛，肋间隙正常，胸壁无静脉曲张，双侧乳腺正常。双侧呼吸运动对称，语颤正常，双肺叩诊呈清音，肺、肝浊音界正常，肺下界正常，双肺呼吸音清，未闻及干、湿啰音，无哮鸣音。心前区无隆起，心尖冲动正常，心率80次/分，律齐，心音正常，无心包摩擦音，未闻及病理性杂音。腹部平坦，未见胃肠型，未见蠕动波，未见腹壁静脉曲张。腹部柔软、紧张度适中，无压痛，无反跳痛，无肌紧张。肝、脾未触及，未触及包块，无肝区叩击痛，无肾区叩击痛，移动性浊音(-)，肠鸣音4次/分，未闻及血管杂音。双下肢无水肿。足背动脉搏动正常，双侧对称。

实验室检查及特殊检查：无。

入院初步诊断：①冠状动脉性心脏病，不稳定型心绞痛，心功能Ⅰ级（NYHA）。②高血压3级（极高危）。③2型糖尿病。

入院药物治疗：阿司匹林肠溶片100mg口服QD，氢氯吡格雷片75mg口服QD，雷贝拉唑钠肠溶片10mg口服QD，单硝酸异山梨酯片20mg口服BID，瑞舒伐他汀钙片10mg口服QN，氯沙坦钾片100mg口服QD，阿卡波糖片50mg口服TID，谷赖胰岛素三餐前6U皮下（自备），甘精胰岛素睡前20U皮下（自备）。

入院心电图：窦性心律，心率79次/分（图2-14-1）。

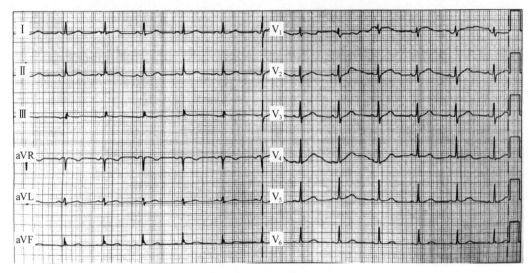

图2-14-1 入院心电图

入院超声心动图：LA 36mm，LV 49mm，RA 35mm，RV 32mm，EF 62%，提示二、三尖瓣轻度反流，左室舒张功能改变（图2-14-2）。

入院化验检查：血脂＋肝功能：TC 7.34mmol/L（↑），TG 6.81mmol/L（↑），HDL-C 0.81mmol/L，LDL-C 3.91mmol/L（↑），AST 12U/L，ALT 12U/L。凝血功能：血浆D-二聚体508ng/ml（FEU）（↑）。肌钙蛋白T 0.020ng/ml，尿素11.6mmol/L（↑），肌酐（酶法）117μmol/L，CK 61U/L，CK-MB 8U/L。血常规：血小板194×10^9/L，血红蛋白122g/L，红细胞4.21×10^{12}/L，白细胞7.86×10^9/L。余未见异常。

冠脉造影过程及结果：患者平卧于导管床，用碘伏消毒右上肢及肘以下2次。以双侧腹股沟为中心，从内到外，上至脐水平，下至膝关节水平，消毒2次，铺巾、展单，暴露右桡动脉手术野。在腕横纹上约2cm桡动脉搏动明显处，用2%利多卡因1ml局部麻醉后穿刺右桡动脉成功，以Seldinger法植入6F动脉鞘管。5FTIG导管行左、右冠脉造影。结果示：左主干未见狭窄，前降支近段狭窄70%、中段可见夹层，回旋支中段狭窄50%，右冠细小、近段狭窄50%（图2-14-3～图2-14-8）。

2-D及M型				Doppler	收缩期	舒张期
主动脉窦径	34mm	主肺动脉径	23mm	二尖瓣	450cm/s	65cm/s
左房前后径	36mm	左室舒末径	49mm	三尖瓣	256cm/s	56cm/s
右房左右径	35mm	右室左右径	32mm	主动脉瓣	120cm/s	
室间隔厚度	10mm	运动幅度	8mm	肺动脉瓣	92cm/s	
左室后壁厚度	10mm	运动幅度	10mm	肺动脉压力	22mmHg	
心功能检查:	左室射血分数(EF): 0.62		二尖瓣血流E/A: 0.9		组织多普勒Ea/Aa:	

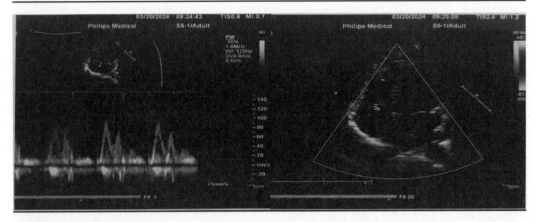

超声所见:

主动脉窦内径正常: 各腔室内径正常; 左、右室壁厚度及运动正常; 房间隔及室间隔完整; 各瓣膜结构未见明显异常, 二尖瓣、三尖瓣可见少量反流信号, 为中心性; 心包未见明显异常。

超声提示:

二尖瓣、三尖瓣反流(轻度)

左室舒张功能改变, 请结合临床

图 2-14-2　入院超声心动图

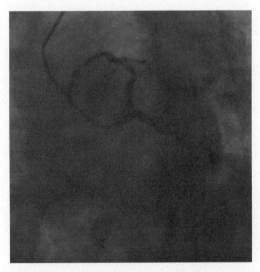

图 2-14-3　LAO45°＋CAU30°

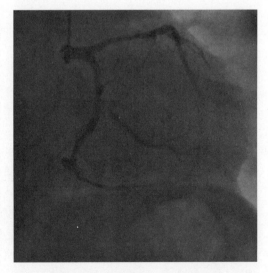

图 2-14-4　RAO30°＋CAU30°

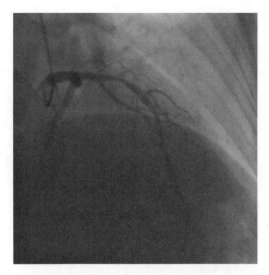

图2-14-5　RAO30° + CRU30°

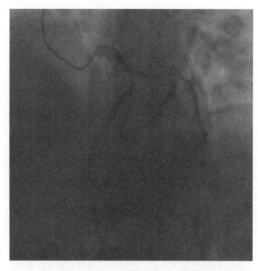

图2-14-6　LAO30° + CRU30°

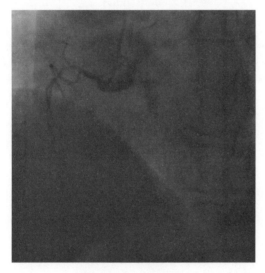

图2-14-7　LAO45°

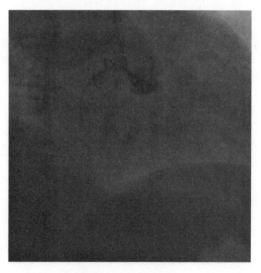

图2-14-8　CRU30°

　　病例分析及策略选择: 患者前降支近段临界病变, 中段可见疑似溃疡, 拟行caFFR检查和OCT检查, 必要时PCI治疗。

　　caFFR检查及手术过程: 术中行前降支病变处caFFR为0.78(图2-14-9)。

　　因前降支中段可见夹层影, 行前降支OCT检查, 送6F JL3.5指引导管至左冠开口, 将一条Runthrough NS导丝送至前降支远段, OCT示LAD中段溃疡形成(图2-14-10~图2-14-12)。

左前降支（LAD），Pa: 94mmHg，血流速度: 136mm/s,
caFFR: 0.78, caIMR: 21.6

狭窄信息表:

序号	参考管径	狭窄直径	直径狭窄率	狭窄长度	caFFR	△caFFR	压力差
1	3.1mm	1.5mm	50.1%	34mm	0.78	0.22	19mmHg

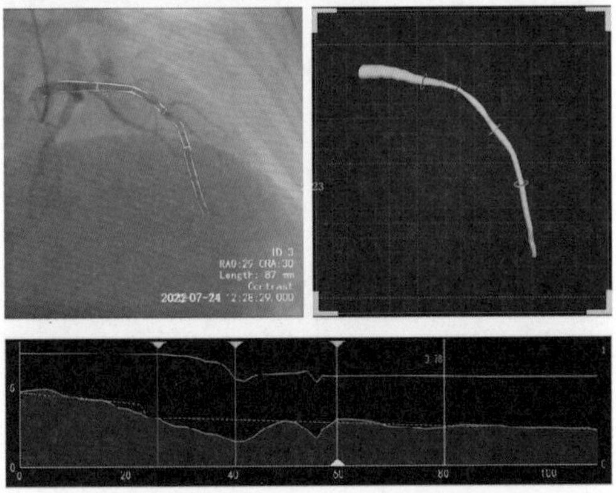

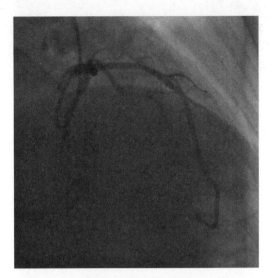

图2-14-9　术中caFFR检查

图2-14-10　OCT检查

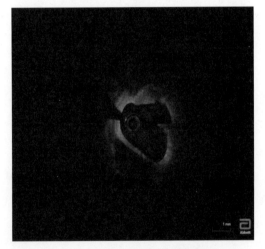

图2-14-11　OCT前降支溃疡影像（一）

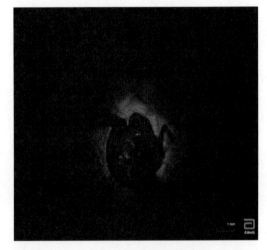

图2-14-12　OCT前降支溃疡影像（二）

　　会诊后决定行前降支PCI。送6F EBU3.5指引导管至左冠开口，将一条Runthrough NS导丝分别送至前降支远段，以APT Ⅱ 2.5mm×20mm球囊8～12atm扩张前降支病变处，送FirekingFisher 3.5mm×29mm支架至前降支近中段病变处，定位准确后以12atm释放（图2-14-13，图2-14-14）。

　　以Quantum 3.5mm×15mm球囊12～24atm于前降支近段支架内，以Gusta NC 3.75mm×12mm球囊12～24atm扩张前降支中段支架处（图2-14-15～图2-14-17）。

　　OCT示支架膨胀、贴壁良好，无夹层（图2-14-18～图2-14-20）。

　　多角度造影：支架贴壁、膨胀良好，无夹层，TIMI血流3级（图2-14-21～图2-14-23）。

　　术后测得前降支caFFR为0.95（图2-14-24）。

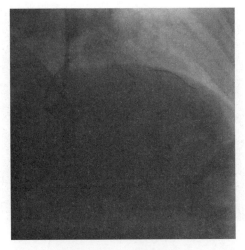

图2-14-13 球囊预扩张

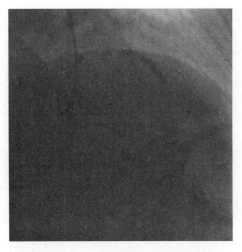

图2-14-14 前降支病变处支架释放

图2-14-15 支架内后扩张（一）

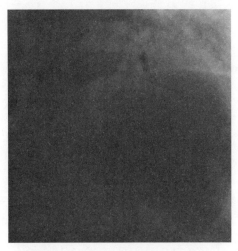

图2-14-16 支架内后扩张（二）

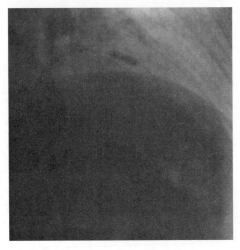

图2-14-17 支架内后扩张（三）

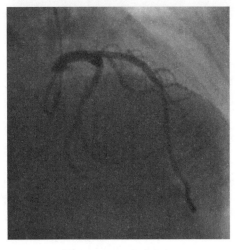

图2-14-18 复查OCT

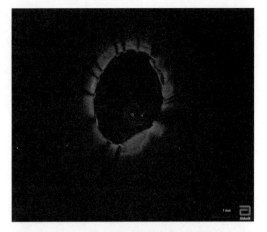

图2-14-19 OCT支架术后原溃疡处影像（一）

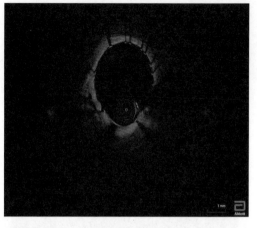

图2-14-20 OCT支架术后原溃疡处影像（二）

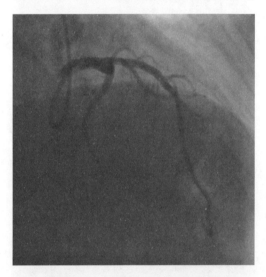

图2-14-21 RAO30°＋CRU30°

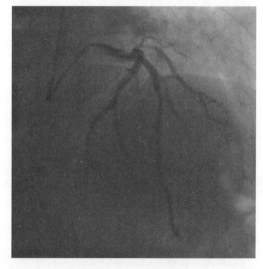

图2-14-22 CRU30°

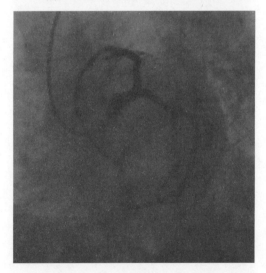

图2-14-23 LAO45°＋CAU30°

Post-LAD, Pa: 94mmHg, 血流速度: 121mm/s,
caFFR: 0.95, caIMR: 29.9

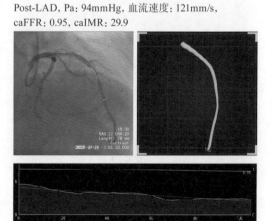

图2-14-24 术后caFFR

撤出导管、导丝，拔除桡动脉鞘管，以加压绑带加压包扎，结束手术。术后心率87次/分，主动脉压力152/66mmHg，血氧饱和度98%。术中共用肝素6500U。

术后医嘱：①回病房后每30分钟检查桡动脉穿刺部位，观察穿刺部位有无出血和血肿，约6h解除止血绑带。②监测血压、心率。

术后心电图：窦性心律，心率60次/分（图2-14-25）。

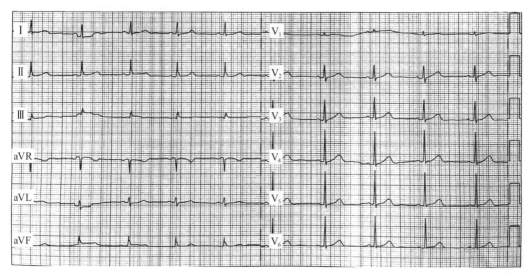

图2-14-25　术后心电图

出院诊断：①冠状动脉性心脏病，不稳定型心绞痛，心功能Ⅰ级（NYHA）。②高血压3级（极高危）。③2型糖尿病。

出院时情况：患者一般状况可，未述不适。查体：体温36.2℃，脉搏76次/分，呼吸17次/分，血压142/80mmHg。神清语利，查体合作。皮肤黏膜无明显黄染、苍白、出血。颈软无抵抗，颈静脉无充盈，气管居中，甲状腺无肿大。双肺呼吸音粗，未闻及干、湿啰音。心音有力，心律齐，各瓣膜听诊区未闻及杂音。腹平软，无压痛、反跳痛、肌紧张。双下肢无水肿。

出院医嘱：①低盐低脂糖尿病饮食，避免劳累、情绪波动、用力等，院外适当活动，以不引起胸闷胸痛等症状为宜。监测血压、心律、心率情况。②若患者院外再次出现类似症状，及时就诊，严重时可拨打"120"，通过急救车转运更安全。③1个月后心内科门诊随诊，复查血常规、肝肾功能、电解质、CK、血脂、血糖等化验，1～3个月后复查心电图、超声心动图。④严格遵医嘱服药物，不能擅自停药。出院带药（7d）：阿司匹林肠溶片100mg口服QD，氢氯吡格雷片75mg口服QD，单硝酸异山梨酯片20mg口服BID，瑞舒伐他汀钙片10mg口服QN，氯沙坦钾片100mg口服QD，雷贝拉唑钠肠溶片10mg口服QD，阿卡波糖片50mg口服TID，谷赖胰岛素三餐前6U皮下（自备），甘精胰岛素睡前20U皮下（自备）。⑤通过医院APP挂心内科网络门诊，可于出院后7d网络购药。

专家点评：患者为中老年女性，入院冠脉造影示前降支临界病变，中段可见夹层，对该患者进行caFFR检查，结果显示存在缺血情况，OCT示中段溃疡形成，遂进行前降支支架植入术, 术后OCT显示支架贴壁良好, 无夹层, 术后caFFR结果较好。

该病变表明, 对于存在夹层、溃疡等特殊病变的血运重建, 冠状动脉造影、腔内影像学、功能学多角度评估能保证手术的安全及远期效果。

（黄进勇）

病例15 钙化病变经旋磨后采用caFFR评估指导

患者, 女性, 67岁。主因 "间断后背痛16年, 再发2周" 入院。

现病史: 患者于入院前16年无明显诱因间断出现后背痛, 疼痛位于两侧肩胛骨区域, 疼痛性质无法描述, 发作时伴有咽痛, 无胸痛、大汗, 无胸闷、呼吸困难, 无恶心、呕吐, 无腹痛、腹泻, 无发热、咳嗽、咳痰, 无头晕、头痛及意识丧失等, 每次发作含服速效救心丸后约10min可逐渐缓解, 患者未在意、未系统诊治。于入院前1.5年患者自觉后背痛症状加重, 每次持续时间约30min, 含服速效救心丸未见明显缓解, 就诊于天津市某医院, 完善心电图检查示: 窦性心律, Ⅲ导联T波倒置; 心脏彩超示: 主动脉硬化, 左房增大, 左室壁运动欠协调, 左室舒张功能减低, 二尖瓣、三尖瓣轻度反流, 给予氯吡格雷75mg口服QD、美托洛尔缓释片23.75mg口服QD、单硝酸异山梨酯片20mg口服BID治疗, 患者上述症状较前未见明显改善。再次就诊, 于2020年3月27日行冠脉造影示: 回旋支OM次全闭塞, 术中于OM病变处植入BuMA 2.5mm×35mm支架1枚。患者术后规律服用阿司匹林肠溶片、氯吡格雷、瑞舒伐他汀钙等冠心病二级预防药物治疗, 背痛症状较前缓解。2周前开始患者再次发作背痛, 疼痛部位及范围同前, 呈针刺样, 静息及活动时均有发作, 伴胸闷、气短、咽痛、出汗, 每次发作时含服速效救心丸后持续约15min可逐渐缓解, 无胸痛、咯血、呼吸困难, 无恶心、呕吐, 无腹痛、腹泻, 无发热、咳嗽、咳痰, 无头晕、头痛及意识丧失等, 现为求进一步诊治, 收入院治疗。患者自发病以来, 精神尚可, 食欲正常, 睡眠尚可, 大小便正常, 体重未见明显下降。

既往史: 平素健康状况一般。既往发现血压升高病史3年, 血压最高200/100mmHg, 未规律服药。2型糖尿病史3年, 平时规律服用二甲双胍0.5g BID、阿卡波糖50mg三餐时治疗, 自述血糖控制可, 近半年自行停药未监测血糖。否认脑血管病、消化性溃疡、出血及哮喘等病史。否认手术、外伤、输血史, 否认食物、药物过敏史。否认肝炎、结核等传染病史。

个人史: 出生于吉林省梨树县, 久居天津市和平区。否认吸烟、饮酒史。否认疫水疫区接触史, 否认工业毒物、粉尘及放射性物质接触史。否认冶游史。

家族史: 家族中否认类似患者。有2型糖尿病家族遗传性疾病史。

体格检查: 体温36.2℃, 脉搏48次/分, 呼吸18次/分, 血压129/68mmHg, 体重63.0kg, 身高158cm。神志清醒, 呼吸平稳, 对答切题, 口齿清晰, 查体合作。全身皮肤黏膜无黄染, 无全身浅表淋巴结肿大。颈软, 无抵抗, 无颈静脉充盈, 气管位置居中, 胸廓外形正常, 无肋间隙增宽。叩诊双肺呈清音, 两肺呼吸音清, 未闻及明显干、湿啰音, 未闻及哮鸣音, 心界叩诊无扩大, 心率48次/分, 节律齐, 各瓣膜听诊未及病理性杂音。腹部平坦, 无压痛、反跳痛及肌紧张，肝、脾未触及，肝颈静脉回流征（-）。双下肢无凹陷性水肿。

入院检查：血常规：WBC 6.18×10^9/L，RBC 4.80×10^{12}/L，PLT 235×10^9/L，Hb 133g/L，HCT 36.1%，MCV 75.2fl，MCH 23.5pg，MCHC 313g/L。

尿常规：尿比重1.011，尿隐血（-），尿白蛋白（-），尿白细胞（-），尿酮体（-），pH5.0。

便常规：隐血（-）。凝血功能：PT 10.8s，PT-INR 0.99，APTT 28.4s，TT 20.9s，FIB 2.74g/L，D-二聚体0.18ng/ml。

血液生化：ALT 23U/L，AST 23U/L，GGT 15U/L，TBIL 14.8μmol/L，DBIL 4.5μmol/L，TC 3.46mmol/L，TG 0.98mmol/L，LDL-C 1.39mmol/L，HDL-C 1.29mmol/L，Glu 4.4mmol/L，BUN 6.4mmol/L，Cr 46μmol/L，URIC 298μmol/L。

游离甲状腺功能：FT_3 3.69pmol/L，FT_4 11.80pmol/L，TSH 1.007μU/ml。

HbA1c 9.4%。

初步诊断：①冠状动脉粥样硬化性心脏病，不稳定型心绞痛，冠状动脉支架植入术后状态，心功能Ⅰ级（NYHA）。②高血压3级（极高危）。③2型糖尿病。

入院心电图：窦性心动过缓（图2-15-1）。

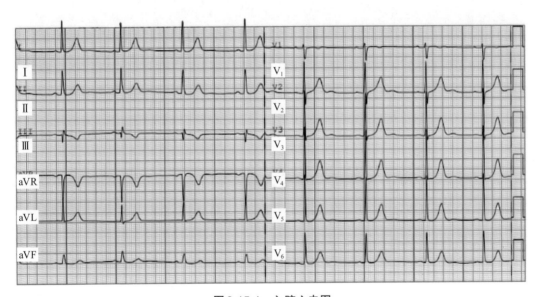

图2-15-1 入院心电图

入院用药情况：阿司匹林肠溶片100mg口服QD，硫酸氢氯吡格雷片75mg口服QD，瑞舒伐他汀钙片10mg口服QN，单硝酸异山梨酯片20mg口服BID，雷贝拉唑钠肠溶片10mg口服QD，阿卡波糖0.5g口服BID。

心脏彩超：图2-15-2超声提示左房增大；主动脉瓣、二尖瓣、三尖瓣反流（轻度）；左室舒张功能改变。

2-D及M型				Doppler	收缩期	舒张期
主动脉窦径	36mm	主肺动脉径	21mm	二尖瓣	420cm/s	46cm/s
左房前后径	42mm	左室舒末径	46mm	三尖瓣	237cm/s	60cm/s
右房左右径	40mm	右室左右径	32mm	主动脉瓣	120cm/s	410cm/s
室间隔厚度	11mm	运动幅度	7mm	肺动脉瓣	72cm/s	
左室后壁厚度	11mm	运动幅度	9mm	肺动脉压力	23mmHg	
心功能检查：	左室射血分数（EF）：0.62		二尖瓣血流E/A：0.5		组织多普勒Ea/Aa：	

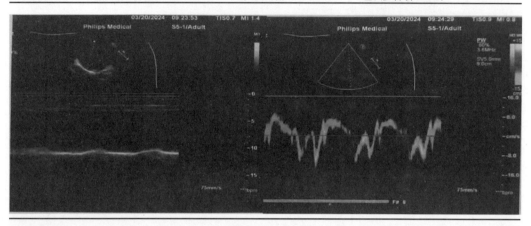

超声所见：
主动脉窦内径正常；左房增大，余各腔室内径正常；左、右室壁厚度及运动正常；房间隔及室间隔完整；主动脉瓣、二尖瓣、三尖瓣可见少量反流信号，为中心性；心包未见明显异常。
超声提示：
左房增大
主动脉瓣、二尖瓣、三尖瓣反流（轻度）
左室舒张功能改变，请结合临床

图2-15-2　入院超声心动图

手术资料：冠脉造影结果如图2-15-3，冠脉分布优势类型为左优势型，左主干未见狭窄，前降支近中段可见80%狭窄伴钙化，分叉病变，Medina1，1，1型，对角支开口可见50%狭窄，管径约2.0mm，回旋支支架内未见再狭窄，右冠细小，中段狭窄80%。

患者心绞痛症状不典型，故行前降支caFFR检查值为0.68，caIMR 14.6（图2-15-4）。

选用6F UBS3.5指引导管，一条Runthrough导丝送入前降支远段，行前降支IVUS示（图2-15-5）：前降支近段钙化近270°～360°，长度4mm，MLA 2.28mm^2，遂启动主动旋磨治疗。

1.75mm磨头以13.0万转速旋磨前降支近中段病变处3次，通过病变并抛光，至磨头通过无阻力、无转速衰减（图2-15-6）。

另一条Runthrough导丝送入对角支远段，Artimes 2.5mm×15mm球囊12atm于前降支近中段病变处预扩张，球囊膨胀满意（图2-15-7）。

Excrossal 2.5mm×36mm支架植入前降支中段（图2-15-8）。

Excrossal 2.75mm×36mm支架植入前降支近中段（图2-15-9），支架近端精确定位于前降支开口，Crossover对角支。

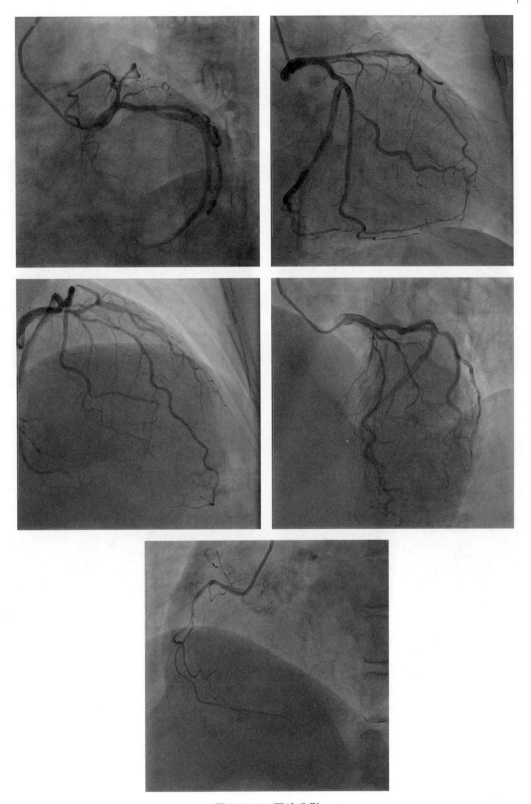

图2-15-3 冠脉造影

左前降支（LAD），caFFR：0.68，caIMR：14.6，
Pa：99mmHg，血流速度：182mm/s

狭窄信息表：

序号	参考管径	狭窄直径	直径狭窄率	狭窄长度	caFFR	△caFFR	压力差
1	2.4mm	1.0mm	57.1%	34mm	0.68	0.32	28mmHg

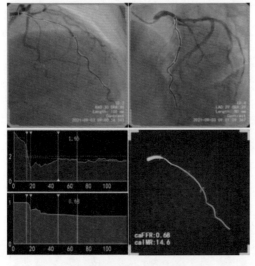

图 2-15-4　caFFR 检查

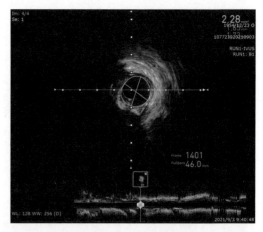

图 2-15-5　IVUS 影像

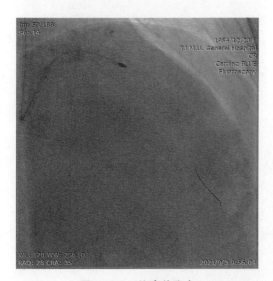

图 2-15-6　旋磨前降支

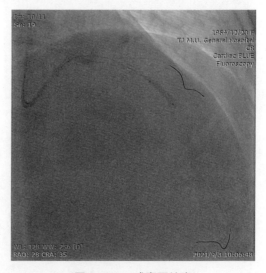

图 2-15-7　球囊预扩张

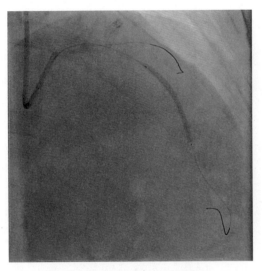

图2-15-8　前降支中段支架植入

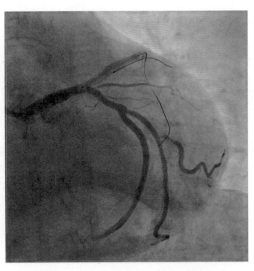

图2-15-9　前降支近中段支架植入

　　Rewire对角支，Apollo 2.5mm×15mm球囊12~20atm、Apollo 3.0mm×15mm球囊12~16atm行支架内后扩张（图2-15-10）。

　　多角度造影示支架膨胀、贴壁良好，无夹层撕裂或穿孔，TIMI血流3级（图2-15-11）。

　　IVUS检查示支架膨胀贴壁良好，前降支中段MSA 5.92mm^2，嵴部支架遮盖回旋支开口1mm（图2-15-12）。

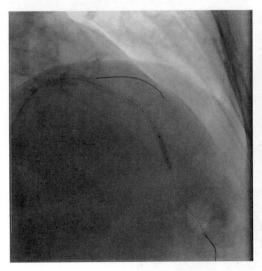

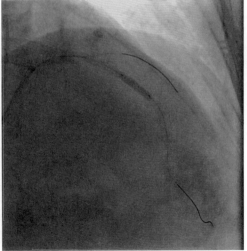

图2-15-10　球囊行支架后扩张

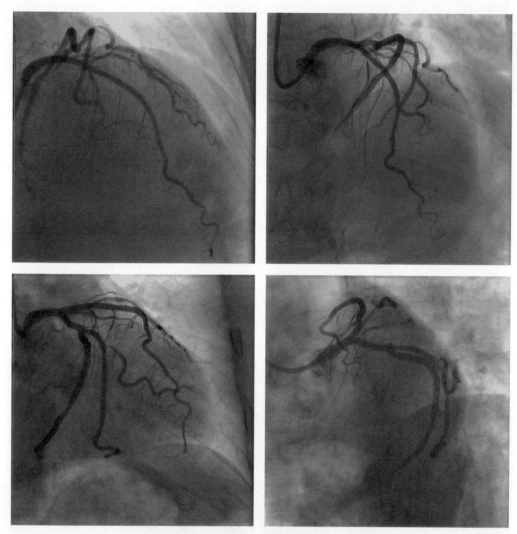

图2-15-11　术后冠脉造影

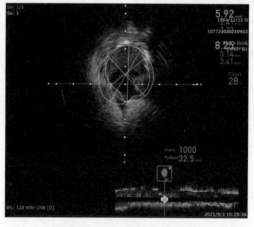

图2-15-12　术后IVUS检查

术后复测前降支caFFR为0.93, caIMR为22.3（图2-15-13）。

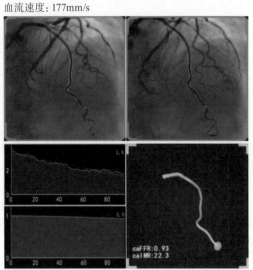

post-LAD, caFFR: 0.93, caIMR: 22.3, Pa: 105mmHg, 血流速度: 177mm/s

图2-15-13 术后caFFR检查

专家点评：冠状动脉钙化病变约占冠状动脉疾病的20%，严重的钙化病变对PCI挑战极大。首先，钙化病变高阻力导致导丝、球囊、支架等器械通过艰难，甚至无法通过；其次，钙化病变坚硬成角导致球囊、支架难以充分扩张，病变处血管顺应性低致使扩张过程中，冠脉易撕裂，出现夹层、穿孔或急性闭塞等手术并发症；此外，钙化病变的介入效果通常较其他病变欠佳，术后残余狭窄、支架膨胀不良、支架内再狭窄等发生率高，导致患者远期预后不尽如人意。因此，如何进一步优化钙化病变的处理方案以提高PCI治疗的质量和疗效一直是心血管介入医师思考的问题。

冠状动脉内旋磨术（rotational atherectomy, RA）是处理严重钙化病变的一项利器，主要通过斑块修饰助力PCI治疗。一方面，RA开通的管腔方便后续治疗器械通过；另一方面，RA能有效修饰钙化病变，有利于支架扩张及贴壁，从而减轻术后残余狭窄及支架内再狭窄风险，改善远期预后。然而，RA过程中脱落的斑块碎屑可能导致微循环栓塞及功能障碍，出现慢血流或无复流。基于冠脉造影微循环阻力指数（caIMR）能够客观反映PCI术后微循环损伤程度，并具有远期预测价值，尤其适用于评价严重钙化病变进行RA后微循环损伤状态，从而优化后续治疗。

本病例介入诊疗过程中将caFFR及caIMR结合起来，实现精准治疗。对于前降支弥漫病变，caFFR可准确评价其功能学状况及对缺血贡献程度，确定PCI治疗指征（caFFR<0.80），而caIMR则精确评价RA及PCI后前降支微血管阻力状态及其损伤程度，进而优化后续治疗方案。caIMR目前尚无统一的界值标准，但一般认为正常caIMR应<25，本病例RA后caIMR值虽较术前升高，但仍<25，因此认为RA及PCI术后前降支微循环损伤程度较轻，预测该患者前降支PCI术远期预后较好。

（孙佩伟　郭一凡）

病例16　caFFR指导STEMI患者完全血运重建治疗

患者，男性，68岁。主因"胸痛2h"入院。

现病史：患者于入院前2h于家中突感前胸部压榨性疼痛，以心前区为著，范围约手掌大小，伴胸闷，无大汗，无肩背部及双上肢放射痛，不伴咳嗽咳痰，不伴呼吸困难、不伴头晕头痛、黑曚或意识障碍，休息后症状缓解不明显，就诊于急诊，查心电图示Ⅱ、Ⅲ、aVF导联ST段抬高。考虑急性下壁心肌梗死，给予阿司匹林、氯吡格雷负荷量等药物治疗。收入病房，拟行急诊CAG+PCI术。患者自本次发病以来，精神差，食欲正常，睡眠尚可，大小便正常，体重未见明显下降。

既往史：平素健康状况一般；有高血压史，血压最高可达160/100mmHg，未规律服用降压药物，血压控制欠佳；否认糖尿病史；否认传染病史；按规定预防接种；无手术史，无外伤史；否认输血史；否认药物及食物过敏史。

个人史：出生于天津市市辖区，久居天津市居住地。否认吸烟史；否认饮酒史。否认疫水疫区接触史。无工业毒物、粉尘、放射性物质接触史。无冶游史。

婚育史：适龄结婚，育有1子，配偶体健。

家族史：家族中否认类似患者。否认家族遗传性病史。

体格检查：体温36.5℃，脉搏90次/分，呼吸25次/分，血压157/90mmHg，体重86.0kg，身高168cm。意识清晰，自主体位，正常面容，查体合作。颈软无抵抗，颈动脉搏动正常，颈静脉无怒张，肝颈静脉回流征（-），未闻及血管杂音，气管居中，甲状腺无肿大。胸廓无畸形，胸骨无压痛，肋间隙正常，胸壁无静脉曲张，双侧乳腺正常。双侧呼吸运动对称，语颤正常，双肺叩诊呈清音，肺肝浊音界正常，肺下界正常，双肺呼吸音清，未闻及干、湿啰音，无哮鸣音。心前区无隆起，心尖冲动正常，心率90次/分，律齐，心音正常，无心包摩擦音，未闻及病理性杂音。腹部平坦，未见胃肠型，未见蠕动波，未见腹壁静脉曲张。腹部柔软、紧张度适中，无压痛，无反跳痛，无肌紧张。肝、脾未触及，未触及包块，无肝区、肾区叩击痛，移动性浊音（-），肠鸣音4次/分，未闻及血管杂音。双下肢无水肿。足背动脉搏动正常，双侧对称。

实验室检查及特殊检查：急诊心电图提示急性下壁心肌梗死。

入院初步诊断：①冠状动脉粥样硬化性心脏病，急性下壁心肌梗死，心功能Ⅰ级（Killip分级）。②高血压2级（极高危）。

入院药物治疗：阿司匹林肠溶片100mg口服QD，替格瑞洛片90mg口服Q12H，雷贝拉唑钠肠溶片10mg口服QD，瑞舒伐他汀钙片10mg口服QN。

入院心电图：窦性心律，心率90次/分，Ⅱ、Ⅲ、aVF导联ST段抬高0.05～0.1mV，Ⅰ、aVL、V_2～V_5导联ST段压低0.1～0.2mV（图2-16-1）。

入院超声心动图：LA 42mm，LV 51mm，RA 35mm，RV 32mm，IVS 11mm，LVPW 11mm，LVEF 48%，E/A 0.5。左室下壁、后壁运动减弱，左房增大，二尖瓣反流（轻中度），左室收缩功能下降（图2-16-2）。

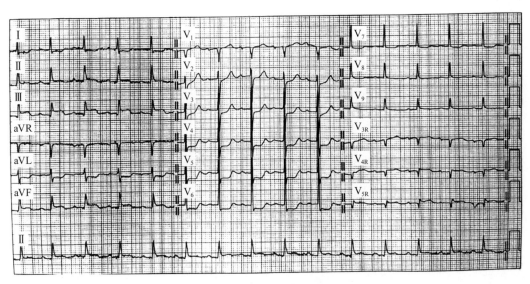

图2-16-1　入院心电图

基本测值

		单位			单位
主动脉窦内径	34	mm	升主动脉内径	31	mm
左房前后径	42	mm	主肺动脉内径	23	mm
左室舒张末径（前后）	51	mm	右房左右径	35	mm
左室收缩末径（前后）	37	mm	右室左右径（中）	32	mm
室间隔厚度	11	mm	左室后壁厚度	11	mm
左室射血分数	48	%	肺动脉收缩压	24	mmHg
二尖瓣E/A	0.5		二尖瓣环e/a		

超声所见：

| 主动脉窦 | 正常 增宽 | 升主动脉 | 正常 增宽 | 主肺动脉 | 正常 增宽 |

左房　　　　　正常　增大　偏小　　左室　　　正常　增大　偏小
右房　　　　　正常　增大　偏小　　右室　　　正常　增大　偏小
左室壁厚度　　正常　增厚（对称性　非对称性）　　变薄　部位（室间隔　前　下　后　侧　壁）
左室壁运动　　正常　增强　减弱（普遍性　节段性）　　部位（室间隔　前　下　后　侧　壁）
　　　　　　　其他：
右室壁运动　　正常　增强　减弱（普遍性　节段性）　　部位（前　下　侧　壁）
右室壁厚度　　正常　增厚　变薄　　　　　　　　　　部位（前　下　侧　壁）
二尖瓣　　　　正常　狭窄（瓣口面积　　cm²，平均压差　　mmHg）　反流　　程度（轻　中　重）
三尖瓣　　　　正常　狭窄（瓣口面积　　cm²，平均压差　　mmHg）　反流　　程度（轻　中　重）
主动脉瓣　　　正常　狭窄（瓣口面积　　cm²，平均压差　　mmHg）　反流　　程度（轻　中　重）
肺动脉瓣　　　正常　狭窄（瓣口面积　　cm²，平均压差　　mmHg）　反流　　程度（轻　中　重）
房间隔　　　　完整　缺损　部位　　　　　　　　　　缺损大小　　　mm
室间隔　　　　完整　缺损　部位　　　　　　　　　　缺损大小　　　mm
心包　　　　　正常　增厚　积液　部位（前　　mm，后　　mm，左　　mm，右　　mm）

其他异常所见

超声提示：
左房增大
左室壁节段性运动障碍
二尖瓣反流（轻-中度）

图2-16-2　入院超声心动图报告单

入院化验检查：血常规示WBC $11.51×10^9$/L（↑），RBC $4.37×10^{12}$/L，Hb 134g/L，PLT $247×10^9$/L，中性粒细胞绝对值$7.39×10^9$/L（↑）；凝血功能：纤维蛋白原6.92g/L（↑），凝血酶时间15.0s，血浆D-二聚体测定-定量414ng/ml（FEU）；心肌酶、电解质及肾功能：B型钠尿肽-前体1732.00pg/ml，肌钙蛋白T 2.960ng/ml（↑），钾3.5mmol/L，肌酐（酶法）75μmol/L，肌酸激酶326U/L（↑），肌酸激酶同工酶16U/L；肝功能及血脂：总蛋白60g/L（↓），总胆红素22.1μmol/L，谷草转氨酶50U/L（↑），谷丙转氨酶65U/L（↑），白蛋白（溴甲酚绿法）32g/L（↓），直接胆红素6.7μmol/L，总胆固醇3.93mmol/L，甘油三酯1.15mmol/L，低密度脂蛋白胆固醇2.55mmol/L；糖化血红蛋白5.40%。游离甲状腺功能、尿便常规未见明显异常。

急诊冠脉造影过程及结果：患者平卧于导管床，用碘伏消毒右上肢及肘以下2次。以双侧腹股沟为中心，从内到外，上至脐水平，下至膝关节水平，消毒2次，铺巾、展单，暴露右桡动脉手术野。在腕横纹上约2cm桡动脉搏动明显处，用2%利多卡因1ml局部麻醉后穿刺右桡动脉成功，以Seldinger法植入6F动脉鞘管。5FTIG导管行左、右冠脉造影。结果显示冠脉分布优势类型呈右优势型，左主干未见狭窄，前降支开口可见50%狭窄，中段可见80%狭窄伴钙化，回旋支中段可见90%狭窄，右冠近段可见50%狭窄，远段闭塞伴钙化，前向TIMI血流0级（图2-16-3～图2-16-8）。

手术过程：会诊后决定行右冠PCI术。6F JL3.5指引导管钩挂右冠开口顺利，将一条Sion Blue导丝送至后侧支远段，ExportAP抽吸导管无法通过右冠远段闭塞处。以Ultratimes 2.0mm×15mm球囊12atm扩张右冠远段病变处，球囊膨胀良好，造影示右冠再通，右冠远段高度狭窄伴钙化（图2-16-9，图2-16-10）。

将一条Sion导丝送至后降支远段，采用JBT技术，以Ultratimes 1.5mm×15mm球囊送至后降支开口保护，送Excrossal 2.5mm×33mm支架至后侧支近段至右冠远段，Crossover后降支开口，支架球囊以8atm对吻扩张；保留和撤出后降支球囊，Ultratimes NC 2.5mm×15mm球囊12～20atm扩张右冠支架内（图2-16-11～图2-16-14）。

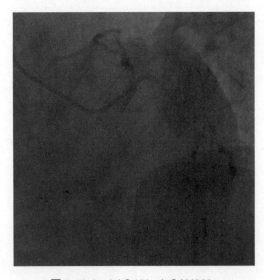
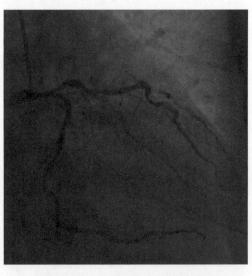

图2-16-3　LAO45°＋CAU30°　　　　　　　图2-16-4　RAO30°＋CAU30°

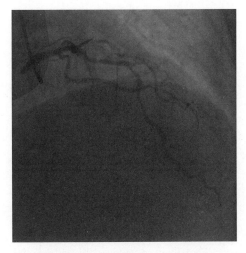

图 2-16-5　RAO30° ＋CRU30°

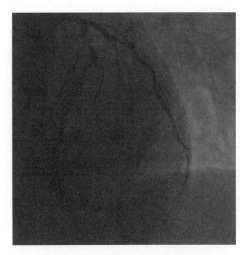

图 2-16-6　LAO30° ＋CRU30°

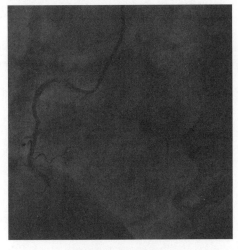

图 2-16-7　LAO45°

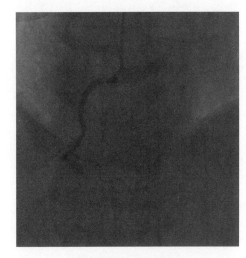

图 2-16-8　CRU30°

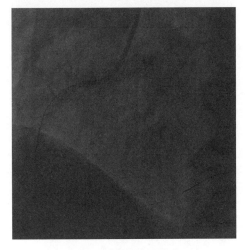

图 2-16-9　球囊预扩张（一）

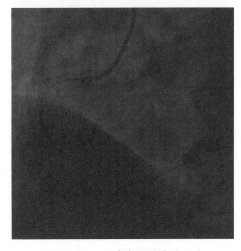

图 2-16-10　球囊预扩张（二）

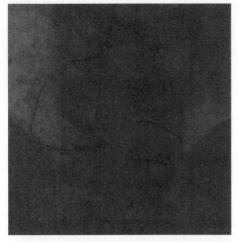

图2-16-11　右冠远段-后侧支病变处支架释放

图2-16-12　支架内后扩张（一）

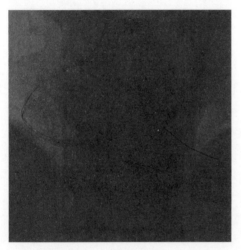

图2-16-13　支架内后扩张（二）

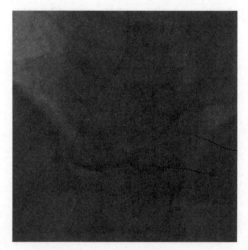

图2-16-14　支架内后扩张（三）

采用Buddy Balloon技术，送Excrossal 2.5mm×33mm支架至右冠中远段病变处，定位准确后以8atm释放，Ultratimes NC 2.5mm×15mm球囊20atm扩张右冠支架内（图2-16-15～图2-16-17）。

多角度造影示支架贴壁、膨胀良好，无夹层撕裂和穿孔，后降支和后侧支TIMI血流3级，后降支开口50%狭窄，远段血栓闭塞（图2-16-18～图2-16-20）。

撤出导管、导丝，拔除桡动脉鞘管，以加压绑带加压包扎，结束手术。术后心率72次/分，AO 136/82mmHg，血氧饱和度99%。术中共用肝素7000U。

术后医嘱：①回病房后每30分钟检查桡动脉穿刺部位，观察穿刺部位有无出血和血肿，约6h解除止血绑带。②监测血压、心率，术后复查心电图，有胸痛随时记录心电图。③术后水化治疗。④择期行前降支和回旋支PCI术。

术后心电图：窦性心律，心率70次/分（图2-16-21）。

出院诊断：①冠状动脉粥样硬化性心脏病，急性下后壁心肌梗死，心功能Ⅰ级（Killip

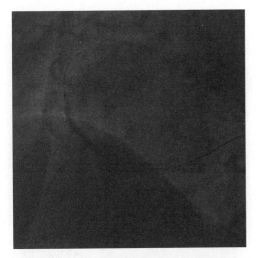

图2-16-15 右冠远段病变处支架释放

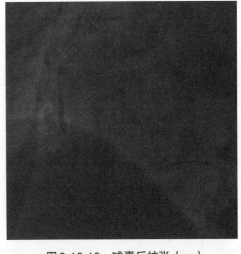

图2-16-16 球囊后扩张（一）

图2-16-17 球囊后扩张（二）

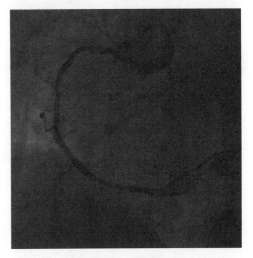

图2-16-18 LAO45°

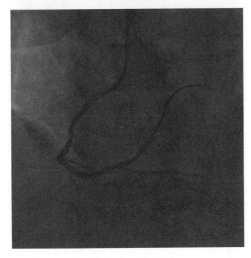

图2-16-19 CRU30°

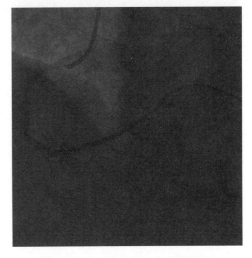

图2-16-20 LAO30°＋CRU30°

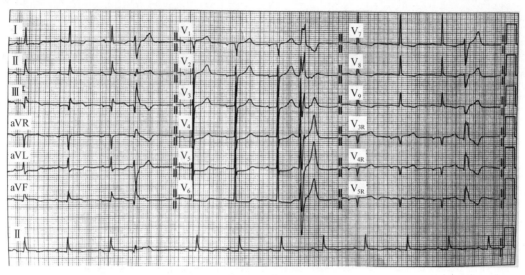

图2-16-21　术后心电图

分级）。②高血压2级（极高危）。

出院时情况：患者未述胸痛、胸闷等不适。查体：脉搏71次/分，血压125/79mmHg。胸廓外形正常，无肋间隙增宽，叩诊双肺呈清音，呼吸音粗，闻及湿啰音，未闻及哮鸣音，心界叩诊无扩大，心率71次/分，节律齐，无杂音，腹部平坦，无腹部压痛，无腹部反跳痛，双下肢无凹陷性水肿。

出院医嘱：①低盐低脂饮食，避免劳累、情绪波动、用力等，院外适当活动，以不引起胸闷胸痛等症状为宜。②若患者院外再次出现类似症状，及时就诊。③1个月后心内科门诊随诊，复查血常规、肝肾功能、电解质、CK、血脂、血糖等化验，1~3个月后复查心电图、超声心动图。④严格遵医嘱服药物，不能擅自停药。出院带药（7d）：单硝酸异山梨酯缓释片60mg口服QD，阿司匹林肠溶片100mg口服QD，替格瑞洛片90mg口服Q12H，瑞舒伐他汀钙片10mg口服QN，雷贝拉唑钠肠溶片10mg口服QD，双环醇片25mg口服TID，依洛尤单抗注射液140mg皮下（下次注射时间2023-05-14）。⑤通过医院APP挂心内科网络门诊，可于出院后7d网络购药。⑥择期行前降支、回旋支PCI。

再 入 院

患者，男性，68岁。主因"胸痛1月余"入院。

上次住院诊治情况：患者2023-04-28～2023-05-04于我院第一次住院治疗，入院后考虑急性心肌梗死，完善术前准备，急诊行CAG＋PCI术示冠状动脉分布优势类型呈右优势型，左主干未见狭窄，前降支开口可见50%狭窄，中段可见80%狭窄伴钙化，回旋支中段可见90%狭窄，右冠近段可见50%狭窄，远段闭塞伴钙化。于后侧支近段至右冠中远段病变处植入Excrossal2.5mm×33mm、Excrossal2.5mm×33mm支架2枚，给予抗血小板、调脂、抑酸、扩血管、降压及补钾等治疗。

本次住院病史：出院后规律用药，偶有胸闷、胸痛等不适，休息后可缓解，今为择期行前降支、回旋支病变血运重建治疗再次收入院。患者自本次发病以来，精神尚可，食欲正常，睡眠尚可，大小便正常，体重未见明显下降。

体格检查：体温36.4℃，脉搏62次/分，呼吸17次/分，血压155/96mmHg。意识清晰，自主体位，正常面容，查体合作。颈软无抵抗，颈动脉搏动正常，颈静脉无怒张，肝颈静脉回流征（-），未闻及血管杂音，气管居中，甲状腺无肿大。胸廓无畸形，胸骨无压痛，肋间隙正常，胸壁无静脉曲张，双侧乳腺正常。双侧呼吸运动对称，语颤正常，双肺叩诊呈清音，肺肝浊音界正常，肺下界正常，双肺呼吸音清，未闻及干、湿啰音，无哮鸣音。心前区无隆起，心尖冲动正常，心率62次/分，律齐，心音正常，无心包摩擦音，未闻及病理性杂音。腹部平坦，未见胃肠型，未见蠕动波，未见腹壁静脉曲张。腹部柔软、紧张度适中，无压痛，无反跳痛，无肌紧张。肝、脾未触及，未触及包块，无肝区、肾区叩击痛，移动性浊音（-），肠鸣音5次/分，未闻及血管杂音。双下肢无水肿。足背动脉搏动正常，双侧对称。

实验室检查及特殊检查：无。

入院初步诊断：①冠状动脉粥样硬化性心脏病，不稳定型心绞痛，陈旧性下后壁心肌梗死，冠状动脉支架植入后状态，心功能Ⅱ级（NYHA分级）。②高血压2级（极高危）。

入院心电图：窦性心律，心率62次/分（图2-16-22）。

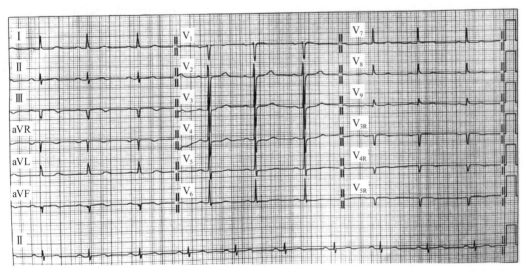

图2-16-22　再入院心电图

入院超声心动图：LA 36mm，LV 53mm，RA 35mm，RV 30mm，IVS 11mm，LVPW 8mm，LVEF 50%，E/A 0.6。二尖瓣、三尖瓣反流（轻度），左室后壁运动减弱，左室收缩、舒张功能下降（图2-16-23）。

入院化验检查：血常规示WBC 7.44×10^9/L，RBC 4.48×10^{12}/L，Hb 137g/L，PLT 264×10^9/L；心肺五项：肌酸激酶-MB同工酶质量测定2.3730ng/ml，D-二聚体测定-定

2-D及M型				Doppler	收缩期	舒张期
主动脉窦径	30mm	主肺动脉径	24mm	二尖瓣	450cm/s	52cm/s
左房前后径	36mm	左室舒末径	53mm	三尖瓣	223cm/s	60cm/s
右房左右径	35mm	右室左右径	30mm	主动脉瓣	120cm/s	
室间隔厚度	11mm	运动幅度	8mm	肺动脉瓣	93cm/s	
左室后壁厚度	8mm	运动幅度	7mm	肺动脉压力	25mmHg	
心功能检查：	左室射血分数（EF）：0.50		二尖瓣血流E/A：0.6		组织多普勒Ea/Aa：＜1	

超声所见：
主动脉窦内径正常：各腔室内径正常；左室后壁心肌相对变薄、运动减弱，余左、右室壁厚度及运动正常；房间隔及室间隔完整，各瓣膜结构未见明显异常，二尖瓣、三尖瓣可见少量反流信号，为中心性；心包未见明显异常。
超声提示：
左室壁节段性运动障碍
二尖瓣、三尖瓣反流（轻度）
左室收缩、舒张功能下降

图2-16-23　再入院超声心动图报告单

量0.15mg/L，B型钠尿肽测定202pg/ml（↑），肌红蛋白测定-定量26.11ng/ml，肌钙蛋白I（TnI）测定-定量＜0.025ng/ml；B型钠尿肽-前体889.80pg/ml，肌钙蛋白T0.025ng/ml，钾3.5mmol/L，肌酐（酶法）75μmol/L，肌酸激酶114U/L，肌酸激酶同工酶11U/L；肝功能及血脂：总蛋白67g/L，总胆红素13.2μmol/L，谷草转氨酶19U/L，谷丙转氨酶10U/L，直接胆红素4.5μmol/L，总胆固醇2.41mmol/L（↓），甘油三酯1.13mmol/L，低密度脂蛋白胆固醇1.12mmol/L（↓），白蛋白（溴甲酚绿法）37g/L（↓）；糖化血红蛋白5.50%。凝血功能、游离甲状腺功能、尿便常规未见异常。

　　入院药物治疗：阿司匹林肠溶片100mg口服QD，替格瑞洛片90mg口服Q12H，雷贝拉唑钠肠溶片10mg口服QD，瑞舒伐他汀钙片10mg口服QN，单硝酸异山梨酯缓释片60mg口服QD，双环醇片25mg口服TID，富马酸比索洛尔片5mg口服QD。

　　冠脉造影过程及结果：患者平卧于导管床，用碘伏消毒右上肢及肘以下2次。以双侧腹股沟为中心，从内到外，上至脐水平，下至膝关节水平，消毒2次，铺巾、展单，暴露右桡动脉手术野。在腕横纹上约2cm桡动脉搏动明显处，用2%利多卡因1ml局部麻醉后穿刺右桡动脉成功，以Seldinger法植入6F动脉鞘管。5FTIG导管行左、右冠脉造影。结果显示冠脉分布优势类型呈右优势型，左主干末端可见40%狭窄，前降支开口可见50%狭窄，前降支近段至中段可见80%狭窄伴钙化，前降支中段可见Ⅰ级心肌桥，第一对角支开口至近段可见50%狭窄，回旋支开口可见30%狭窄，回旋支中段可见90%狭窄，回旋支远段可见85%狭窄，右冠近段可见50%狭窄，右冠中段至右冠远段可见支架影、支架通畅未见再狭窄，后侧支远段可见70%狭窄，后降支开口可见40%狭窄（图2-16-24～图2-16-30）。

　　病例分析及策略选择：患者上次出院后规律药物治疗，仍间断右胸闷等不适，前降支和回旋支临界病变，拟行caFFR检查，指导下一步血运重建治疗。

　　caFFR检查及手术过程：行前降支和回旋支caFFR检查，前降支caFFR0.70，回旋支caFFR0.73（图2-16-31）。

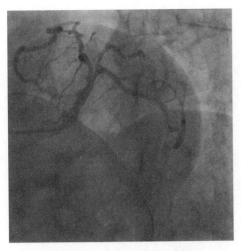

图2-16-24　LAO45°＋CAU30°

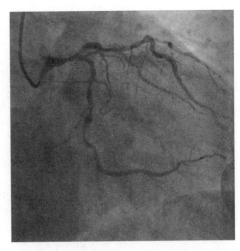

图2-16-25　LAO30°＋CAU30°

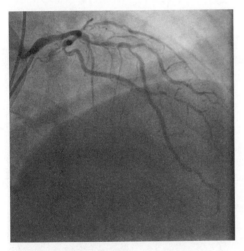

图2-16-26　RAO30°＋CRU30°

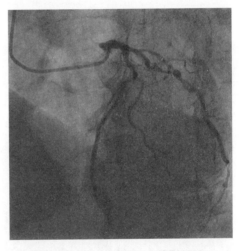

图2-16-27　LAO30°＋CRU30°

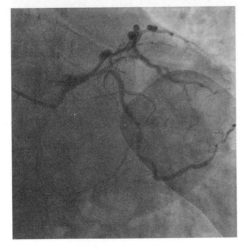

图2-16-28　CAU30°

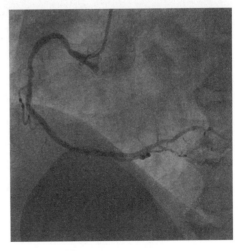

图2-16-29　LAO45°

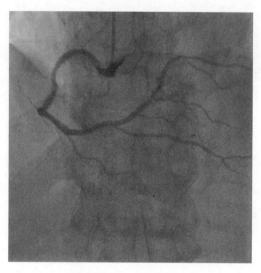

图2-16-30　CRU30°

左前降支(LAD)I, Pa: 70mmHg, 血流速度: 177mm/s, caFFR: 0.70, caIMR: 11.6

狭窄信息表:

序号	参考管径	狭窄直径	直径狭窄率	狭窄长度	caFFR	△caFFR	压力差
1	2.3mm	1.7mm	26.8%	18mm	0.91	0.09	5mmHg
2	2.1mm	1.2mm	44.8%	18mm	0.70	0.21	13mmHg

左回旋支(LCX)I, Pa: 70mmHg, 血流速度: 102mm/s, caFFR: 0.73, caIMR: 21.3

狭窄信息表:

序号	参考管径	狭窄直径	直径狭窄率	狭窄长度	caFFR	△caFFR	压力差
1	2.7mm	1.8mm	34.1%	14mm	0.95	0.05	2mmHg
2	2.1mm	1.1mm	46.0%	25mm	0.73	0.22	14mmHg

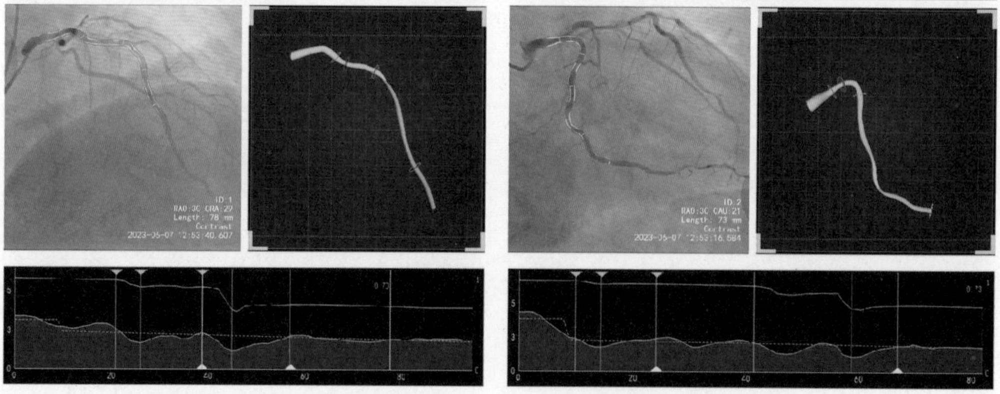

图2-16-31　术前caFFR检查

　　会诊后决定行前降支和回旋支PCI术。6F UBS3.75指引导管钩挂左冠开口顺利,将一条DMS002导丝送入回旋支远段,以Emerge 2.0mm×20mm球囊12atm扩张回旋支中段病变处,球囊膨胀良好,送Excrossal 2.5mm×36mm支架至回旋支中段病变处,定位准确后以8atm释放,Ultratimes NC 2.5mm×15mm球囊12~20atm扩张右冠支架内,造影见回旋支中段支架膨胀贴壁良好,无残余狭窄,无夹层或穿孔,TIMI血流3级(图2-16-32~图2-16-36)。

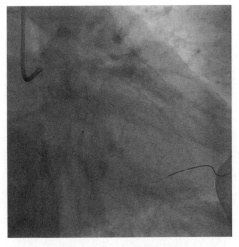

图2-16-32 球囊预扩张

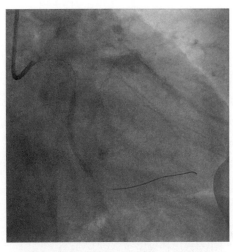

图2-16-33 回旋支病变处支架释放

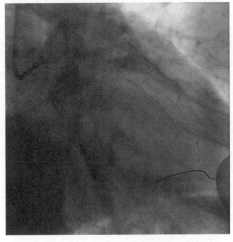

图2-16-34 支架内后扩张（一）

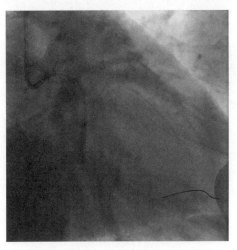

图2-16-35 支架内后扩张（二）

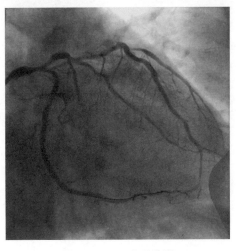

图2-16-36 术后造影

将一条Sion导丝送至前降支远段,以Emerge 2.0mm×20mm球囊12atm扩张前降支中段病变处,球囊膨胀良好,送FirekingFisher 3.0mm×29mm支架至前降支中段病变处,Crossover对角支开口,定位准确后以9atm释放,Niballoon NC 3.0mm×15mm球囊12~20atm扩张前降支支架内(图2-16-37~图2-16-41)。

多角度造影示支架贴壁、膨胀良好,无夹层撕裂和穿孔,TIMI血流3级(图2-16-42~图2-16-45)。

术后测得前降支caFFR 0.95,回旋支caFFR 0.90(图2-16-46)。

撤出导管、导丝,拔除桡动脉鞘管,以加压绑带加压包扎,结束手术。术后心率72次/分,主动脉压力112/50mmHg,血氧饱和度98%。术中共用肝素7000U。

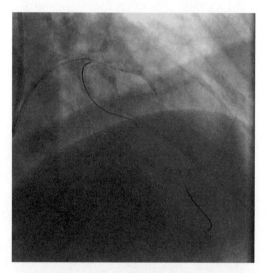

图2-16-37 球囊预扩张(一)

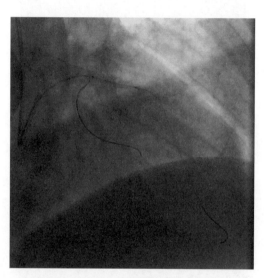

图2-16-38 球囊预扩张(二)

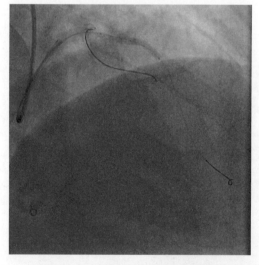

图2-16-39 前降支病变处支架释放

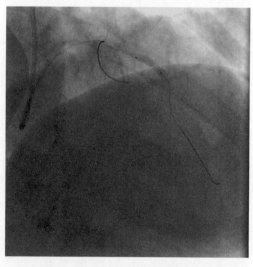

图2-16-40 支架内后扩张(一)

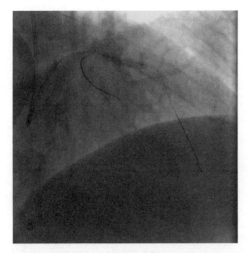

图2-16-41　支架内后扩张（二）

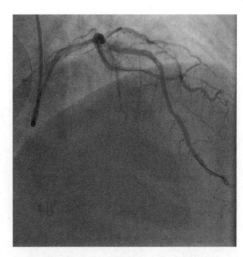

图2-16-42　RAO30°＋CRU30°

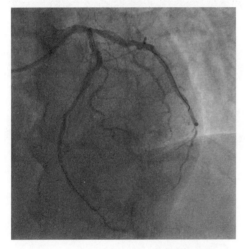

图2-16-43　LAO30°＋CRU30°

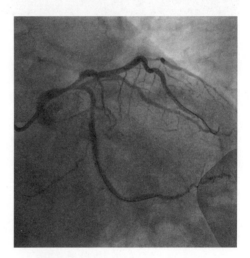

图2-16-44　RAO30°＋CAU30°

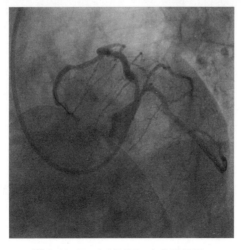

图2-16-45　LAO45°＋CAU30°

Post-LAD, Pa: 70mmHg, 血流速度: 126mm/s,
caFFR: 0.95, caIMR: 22.5
狭窄信息表:

序号	参考管径	狭窄直径	直径狭窄率	狭窄长度	caFFR	△caFFR	压力差
1	2.8mm	2.3mm	16.9%	9mm	0.95	0.05	1mmHg

Post-LCX, Pa: 70mmHg, 血流速度: 170mm/s,
caFFR: 0.90, caIMR: 15.7
狭窄信息表:

序号	参考管径	狭窄直径	直径狭窄率	狭窄长度	caFFR	△caFFR	压力差
1	2.7mm	1.6mm	39.5%	10mm	0.90	0.10	5mmHg

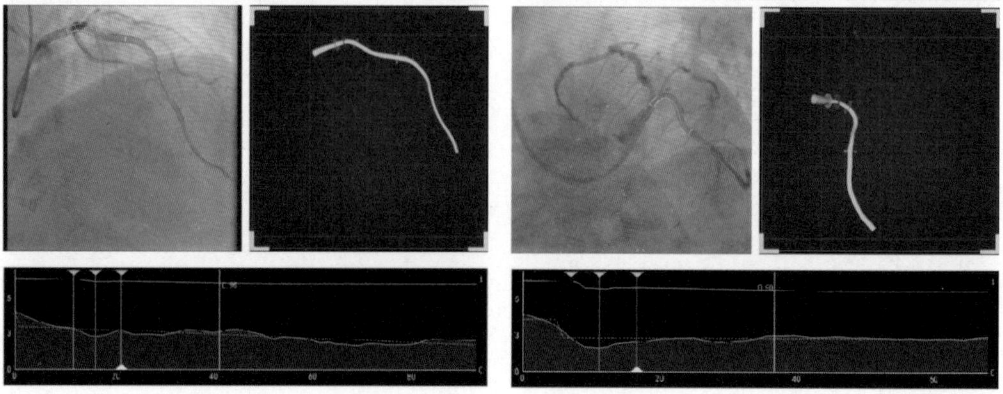

图2-16-46　术后caFFR检查

术后医嘱: ①回病房后每30分钟检查桡动脉穿刺部位, 观察穿刺部位有无出血和血肿, 约6h解除止血绑带。②监测血压、心率, 术后复查心电图, 有胸痛随时记录心电图。

术后心电图: 窦性心律, 心率66次/分 (图2-16-47)。

出院诊断: ①冠状动脉粥样硬化性心脏病, 不稳定型心绞痛, 陈旧性下后壁心肌梗死, 冠脉支架植入后状态, 心功能Ⅱ级 (NYHA分级)。②高血压2级 (极高危)。

出院时情况: 患者未述胸痛等不适, 查体: 血压126/88mmHg, 口唇无发绀, 双肺呼吸音粗, 未闻及干、湿啰音。心尖冲动正常, 心前区未触及震颤, 无抬举性搏动, 心脏相对浊音界无扩大, 律齐, 心率71次/分, 各瓣膜听诊区未闻及病理性杂音, 双下肢无水肿。

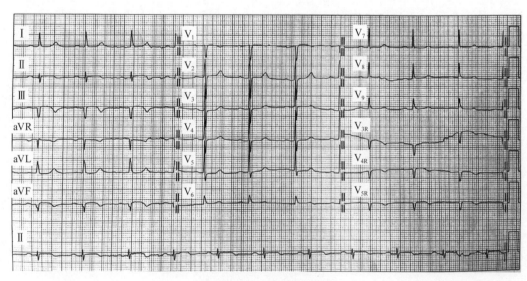

图2-16-47　术后心电图

出院医嘱：①低盐低脂饮食，避免劳累、情绪波动、用力等，院外适当活动，以不引起胸闷胸痛等症状为宜。监测血压、心律、心率情况。②若患者院外再次出现类似症状，及时就诊，严重时可拨打"120"，通过急救车转运更安全。③1个月后心内科门诊随诊，复查血常规、肝肾功能、电解质、CK、血脂、血糖等化验，1~3个月后复查心电图、超声心动图。④严格遵医嘱服药物，不能擅自停药。出院带药（7d）：阿司匹林肠溶片100mg口服QD，替格瑞洛片90mg口服Q12H，瑞舒伐他汀钙片10mg口服QN，雷贝拉唑钠肠溶片10mg口服QD，双环醇片25mg口服TID，单硝酸异山梨酯缓释片60mg口服QD，富马酸比索洛尔片5mg口服QD。⑤通过医院APP挂心内科网络门诊，可于出院后7d网络购药。

专家点评：患者为中老年男性，入院行急诊造影示右冠急性闭塞，为罪犯血管，前降支和回旋支存在中重度狭窄。STEMI合并多支病变进行完全血运重建还是仅处理罪犯血管一直都存在争议，患者术中血流动力学稳定，仅处理罪犯血管，择期行非罪犯血管功能学检查，指导下一步血运重建治疗。

患者出院后1月余，仍间断有胸闷等症状，上次造影示非罪犯血管都属于临界病变，术中进行caFFR检查，结果显示前降支及回旋支都存在心肌缺血，遂行前降支和回旋支冠脉支架植入治疗，实现完全血运重建。对于血流动力学稳定、多血管病变的STEMI患者，直接PCI成功后，建议对狭窄明显的非罪犯血管分期PCI干预，以降低死亡或心肌梗死的风险。

（黄进勇 许 聪）

病例17 caFFR指导下放弃PCI转CABG

患者，女性，78岁。主因"胸痛4月余，加重3d"入院。

现病史：患者于入院前4个月推轮椅走300m左右时出现心前区疼痛，性质呈紧缩样，范围约拳头大小，无胸闷、气短、呼吸困难，无咽部紧缩感及后背部放射痛，无胃灼热、反酸、恶心、呕吐，无头晕、头痛、黑矇、意识障碍等，停下休息后约5min症状可缓解，患者未就诊。3天前开始患者于安静状态下即发作上述症状，性质、程度同前，活动时加重，舌下含服速效救心丸后10~15min可逐渐缓解，近3日共发作5~6次。现为求进一步诊治收入病房。患者自发病以来，精神可，食欲正常，睡眠尚可，大小便正常，体重未见明显下降。

既往史：平素健康状况一般。既往2型糖尿病史30余年，目前规律使用诺和锐30注射液皮下注射20U/早餐时、16U/晚餐时，伏格列波糖0.1mg TID三餐时降糖治疗，自述血糖控制差，空腹最高达12mmol/L，餐后血糖最高达20mmol/L；荨麻疹史1个月；否认高血压、脑血管病、消化性溃疡、出血、青光眼、甲状腺功能亢进、哮喘等病史。20年前右侧股骨头骨折行内固定术；20年前行子宫全切术。否认输血史，否认食物过敏史，青霉素过敏史。

个人史：出生于河北省霸州市，久居天津市津南区。有吸烟史45年，平均10支/日，已戒烟20年；否认饮酒史。否认疫水疫区接触史，否认工业毒物、粉尘及放射性物质接触史。否认冶游史。

家族史：父母均已故，死因不详；家族中否认类似患者。否认家族遗传性病史。

体格检查：体温36.4℃，脉搏57次/分，呼吸16次/分，血压131/71mmHg，体重60.0kg，身高167cm。神志清醒，呼吸平稳，对答切题，口齿清晰，查体合作。全身皮肤黏膜无黄染，无全身浅表淋巴结肿大。颈软，无抵抗，无颈静脉充盈，气管位置居中，胸廓外形正常，无肋间隙增宽。叩诊双肺呈过清音，两肺呼吸音粗，未闻及明显干、湿啰音，未闻及哮鸣音，心界叩诊无扩大，心率57次/分，节律齐，各瓣膜听诊区未闻及病理性杂音。腹部平坦，无压痛、反跳痛及肌紧张，肝、脾未触及，肝颈静脉回流征（－）。双下肢无凹陷性水肿。

入院检查：血常规示WBC 6.51×10^9/L，RBC 4.49×10^{12}/L，PLT 263×10^9/L，Hb 135g/L，HCT 41.8%，MCV 93.1fl，MCH 30.1pg，MCHC 323g/L。

尿常规：尿比重1.019，尿隐血（－），尿白蛋白（－），尿白细胞（＋＋＋），尿葡萄糖（－），尿酮体（＋），pH 5.5。

便常规：隐血（－）。凝血功能：PT 11.3s，PT-INR 1.03，APTT 39.2s，TT 18.7s，FIB 3.63g/L，D-二聚体680ng/ml。

血液生化：ALT 12U/L，AST 17U/L，GGT 10U/L，TBIL 11.3μmol.L，DBIL 2.5μmol/L，TC 6.17mmol/L，TG 1.45mmol/L，LDL-C 4.60mmol/L，HDL-C 1.17mmol/L，Glu 11.4mmol/L，BUN 4.4mmol/L，Cr 51μmol/L，URIC 270μmol/L。

游离甲状腺功能：FT_3 3.78pmol/L，FT_4 12.51pmol/L，TSH 0.551μU/ml。

HbA1c 7.8%。

初步诊断：①冠状动脉粥样硬化性心脏病，不稳定型心绞痛，心功能Ⅳ级（NYHA分级）。②2型糖尿病。③高脂血症。④荨麻疹。

入院用药情况：阿司匹林肠溶片100mg口服QD，硫酸氢氯吡格雷片75mg口服QD，阿托伐他汀钙片20mg口服QN，单硝酸异山梨酯缓释片60mg口服QD，雷贝拉唑钠肠溶片10mg口服QD，伏格列波糖0.1mg口服TID三餐时，诺和锐30注射液20U皮下注射QD（早餐时），诺和锐30注射液16U皮下注射QD（晚餐时），复方甘草酸苷片1片口服BID。

入院心电图：窦性心律；非特异性前壁导联T波异常（图2-17-1）。

心脏超声心动图（图2-17-2）：超声提示主动脉瓣、二尖瓣、三尖瓣反流（轻度）；左室舒张功能改变。

手术资料：冠脉造影结果如图2-17-3，冠脉分布优势类型为右优势型，左主干开口狭窄50%，前降支弥漫病变伴钙化，开口至近段可见70%狭窄，前降支中段可见50%狭窄，回旋支开口可见60%狭窄伴钙化，回旋支近段可见50%狭窄，回旋支中段可见99%狭窄，右冠近中段弥漫病变，最重可见90%狭窄。

行前降支caFFR检查，结果为0.75（图2-17-4）。

患者功能性SYNTAX评分（引入caFFR评估前降支临界病变是否有缺血意义）为35分，建议患者血运重建治疗选择冠状动脉旁路移植术。

专家点评：近年来，随着介入技术的不断发展与进步，PCI手术可以解决绝大多数冠心病患者的血运重建治疗，但对于部分冠状动脉左主干病变和（或）三支病变，冠状动脉旁路移植术其预后要优于PCI。SYNTAX评分是目前临床上最常用的造影评分系统，主要用于指导冠心病患者血运重建治疗策略选择和危险分层。然而，SYNTAX评分完全基于病变解剖学信息，对病变引起的冠脉缺血程度的评估不够准确，FAME3试验的最新分析

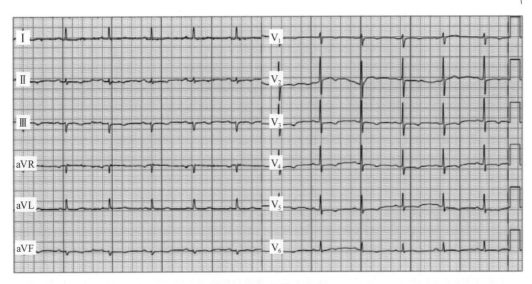

图 2-17-1 入院心电图

2-D及M型				Doppler	收缩期	舒张期
主动脉窦径	28mm	主肺动脉径	25mm	二尖瓣	450cm/s	60cm/s
左房前后径	35mm	左室舒末径	46mm	三尖瓣	255cm/s	60cm/s
右房左右径	38mm	右室左右径	32mm	主动脉瓣	120cm/s	450cm/s
室间隔厚度	10mm	运动幅度	8mm	肺动脉瓣	87cm/s	
左室后壁厚度	10mm	运动幅度	10mm	肺动脉压力	26mmHg	
心功能检查:		左室射血分数(EF): 0.65		二尖瓣血流E/A: 0.8		组织多普勒Ea/Aa:

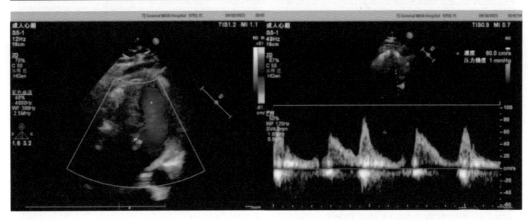

超声所见:
主动脉窦内径正常:各腔室内径正常;左、右室壁厚度及运动正常;房间隔及室间隔完整;主动脉瓣,二尖瓣、三尖瓣可见少量反流信号,为中心性;心包未见明显异常。
超声提示:
主动脉瓣、二尖瓣、三尖瓣反流(轻度)
左室舒张功能改变,请结合临床

图 2-17-2 入院超声心动图

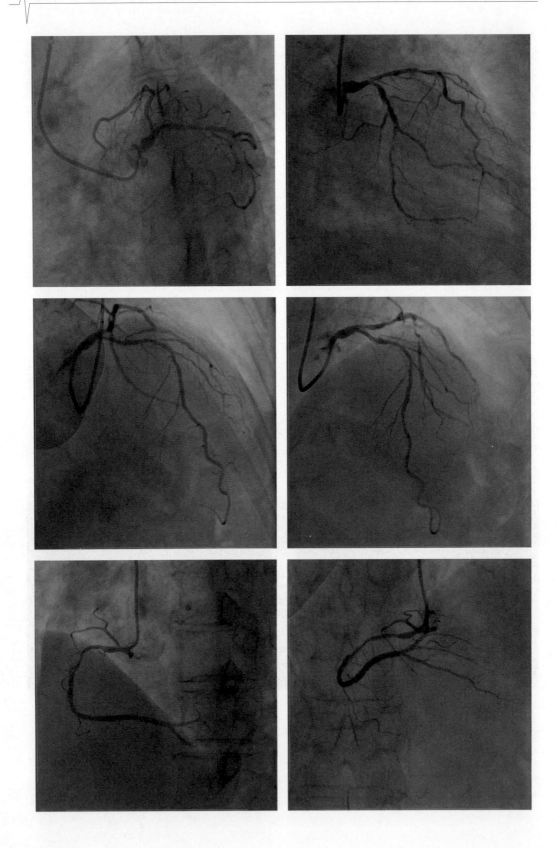

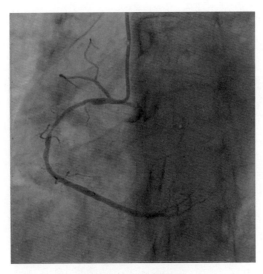

图 2-17-3　冠脉造影

左前降支（LAD），caFFR：0.75，Pa：102mmHg，
血流速度：270mm/s

狭窄信息表：

序号	参考管径	狭窄直径	直径狭窄率	狭窄长度	caFFR	△caFFR	压力差
1	2.6mm	1.2mm	52.3%	15mm	0.88	0.12	12mmHg
2	1.7mm	1.3mm	28.4%	19mm	0.75	0.13	7mmHg

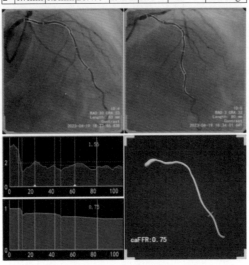

图 2-17-4　caFFR检查

表明，在Syntax评分中纳入功能性信息，对多支病变的复杂程度重新进行界定，精准识别出可从PCI或CABG中获益最大的多支病变患者，从而优化患者对PCI和CABG的治疗选择。功能性Syntax分数的引入将预期PCI与外科CABG效果相媲美的患者比例从33%（低Syntax评分）提高到50%（低功能性Syntax评分），而加入功能学评估则将"真正"的冠脉三支病变患者比例从100%减少到67%。

本病例为一例典型劳力性心绞痛患者，冠脉造影可见左主干病变合并前降支临界病变、回旋支次全闭塞、右冠高度狭窄，术者使用caFFR对前降支临界病变进行功能学评估发现该狭窄具有导致心肌缺血的重要意义，进行功能性Syntax评分≥33分，认定其血运重建治疗选择冠脉旁路移植术更优。值得一提的是，针对该病例合并左主干病变，caFFR相较于FFR，操作简便、有效，可避免使用指引导管对左主干开口的损伤风险。

（孙佩伟　孟新民）

病例 18　caFFR精准评估PCI后治疗效果

患者，男性，64岁。主因：胸闷2年余，加重半个月。

现病史：于入院前2年余，患者夜间休息或情绪激动时出现胸闷，与活动关系不明显，不伴胸痛、心悸及大汗，无头痛、头晕、黑矇、晕厥，无发热、咳嗽咳痰，无恶心、呕吐，无腹痛、腹泻等不适，每次持续10余分钟后可自行缓解，发作频率1~2次/月，未予特殊诊治。于入院前半个月，患者再发上述症状，较前频繁，频率1次/周，现患者为进一步诊治于门诊，考虑不除外急性冠脉综合征，建议完善冠脉CT或冠脉造影明确冠脉情况。今为进一步诊治，收入院治疗。患者自本次发病以来，精神尚可，食欲正常，睡眠尚可，大小便正常，体重从去年起下降，由73kg降至67kg。

既往史：平素健康状况一般；既往有高血压史3年，最高在150/100mmHg，规律服用阿利沙坦酯片控制血压在120/80mmHg左右，颈动脉斑块病史4年，幽门螺杆菌感染已愈（四联疗法），否认糖尿病、心脑血管病史；否认传染病史；按规定预防接种；无手术史，无外伤史；否认输血史；否认药物及食物过敏史。

个人史：出生于河北省，久居天津市。否认吸烟史，否认饮酒史。否认疫水疫区接触史。无工业毒物、粉尘、放射性物质接触史。无冶游史。无传染性流行病学接触史。无近期高风险地区旅居史。

婚育史：已婚，30岁结婚，育有1女，配偶：健康状况良好。

家族史：父亲已故，死因脑萎缩；母亲健在，既往有高血压史；兄弟姐妹健在。家族中否认类似患者。否认家族遗传性疾病史。

体格检查：体温36.5℃，脉搏78次/分，呼吸16次/分，血压109/74mmHg，体重67.0kg，身高173cm。意识清晰，自主体位，正常面容，查体合作。颈软无抵抗，颈动脉搏动正常，颈静脉无怒张，肝颈静脉回流征（-），未闻及血管杂音，气管居中，甲状腺无肿大。胸廓无畸形，胸骨无压痛，肋间隙正常，胸壁无静脉曲张，双侧乳腺正常。双侧呼吸运动对称，语颤正常，双肺叩诊呈清音，肺、肝浊音界正常，肺下界正常，双肺呼吸音清，未闻及干、湿啰音，无哮鸣音。心前区无隆起，心尖冲动正常，心率78次/分，律齐，心音正常，无心包摩擦音，未闻及病理性杂音。腹部平坦，未见胃肠型，未见蠕动波，未见腹壁静脉曲张。腹部柔软、紧张度适中，无压痛，无反跳痛，无肌紧张。肝、脾未触及，未触及包块，无肝区、肾区叩击痛，移动性浊音（-），肠鸣音4次/分，未闻及血管杂音。双下肢无水肿。足背动脉搏动正常，双侧对称。

实验室检查及特殊检查：无。

入院初步诊断：①冠状动脉性心脏病，不稳定型心绞痛，心功能 I 级（NYHA分级）。②高血压2级（极高危）。

入院药物治疗：阿司匹林肠溶片100mg口服QD，氢氯吡格雷片75mg口服QD，雷贝拉唑钠肠溶片10mg口服QD，瑞舒伐他汀钙片10mg口服QN，尼可地尔片2.5mg口服BID。

入院心电图：窦性心律，心率75次/分（图2-18-1）。

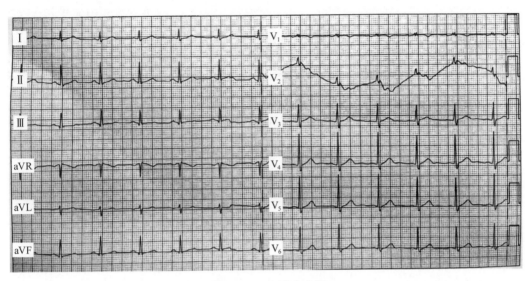

图2-18-1　入院心电图

入院超声心动图：LA 29mm，LV 47mm，RA 35mm，RV 30mm、IVS 9mm，EF 0.64；二尖瓣、三尖瓣反流（轻度），左室舒张功能改变（图2-18-2）。

入院化验检查：血常规示WBC $8.34×10^9$/L，Hb 132g/L，PLT $232×10^9$/L。血浆D-二聚体测定-定量0.06mg/L，B型钠尿肽测定48pg/ml，肌钙蛋白T 0.008ng/ml，肌酸激酶86U/L，肌酸激酶同工酶16U/L。氯109mmol/L，钠136mmol/L，钾4.2mmol/L，肌酐（酶法）78μmol/L。血脂：总胆固醇3.92mmol/L，甘油三酯0.88mmol/L，高密度脂蛋白胆固醇0.93mmol/L，低密度脂蛋白胆固醇2.80mmol/L。谷草转氨酶24U/L，谷丙转氨酶26U/L，糖化血红蛋白6.30%。尿常规、便常规、游离甲状腺功能未见明显异常。

冠脉造影过程及结果：患者平卧于导管床，用碘伏消毒右上肢及肘以下2次。以双侧腹股沟为中心，从内到外，上至脐水平，下至膝关节水平，消毒2次，铺巾、展单，暴露右桡动脉手术野。在腕横纹上约2cm桡动脉搏动明显处，用2%利多卡因1ml局部麻醉后穿刺右桡动脉成功，以Seldinger法置入6F动脉鞘管。5FTIG导管行左、右冠脉造影。结果显示：冠脉分布优势类型呈右优势型，左主干未见狭窄，前降支近中段可见70%狭窄伴钙化，回旋支中段可见50%狭窄，右冠近段至右冠远段弥漫病变、最重可见50%狭窄（图2-18-3～图2-18-10）。

病例分析及策略选择：患者冠脉造影示前降支临界病变，拟行前降支caFFR检查，必要时行PCI治疗。

2-D及M型				Doppler	收缩期	舒张期
主动脉窦径	31mm	主肺动脉径	22mm	二尖瓣	420cm/s	60cm/s
左房前后径	29mm	左室舒末径	47mm	三尖瓣	225cm/s	60cm/s
右房左右径	35mm	右室左右径	30mm	主动脉瓣	110cm/s	
室间隔厚度	9mm	运动幅度	8mm	肺动脉瓣	100cm/s	
左室后壁厚度	9mm	运动幅度	10mm	肺动脉压力	22mmHg	
心功能检查:	左室射血分数（EF）：0.64		二尖瓣血流E/A：0.8		组织多普勒Ea/Aa：	

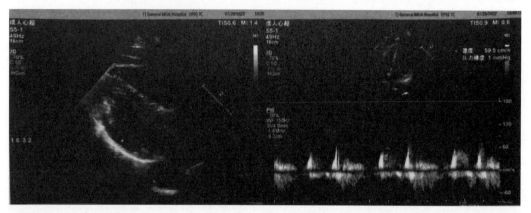

超声所见：
主动脉窦内径正常；各腔室内径正常；左、右室壁厚度及运动正常；房间隔及室间隔完整；各瓣膜结构未见明显异常，二尖瓣、三尖瓣可见少量反流信号，为中心性；心包未见明显异常。
超声提示：
二尖瓣、三尖瓣反流（轻度）
左室舒张功能改变，请结合临床

图2-18-2　入院超声心动图

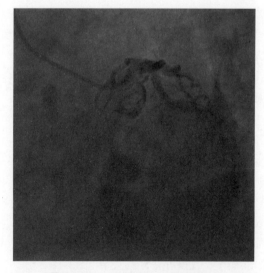

图2-18-3　LAO45°＋CAU30°

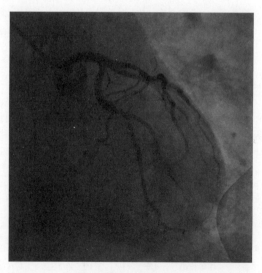

图2-18-4　CAU30°

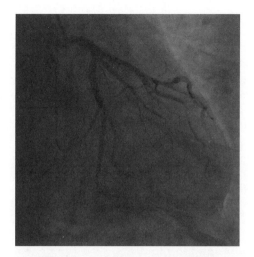

图2-18-5　RAO30° ＋CAU30°

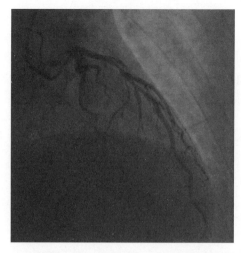

图2-18-6　RAO30° ＋CRU30°

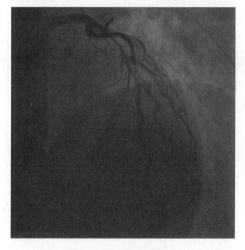

图2-18-7　CRU30°

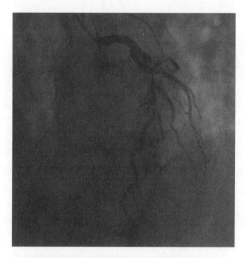

图2-18-8　RAO30° ＋CRU30°

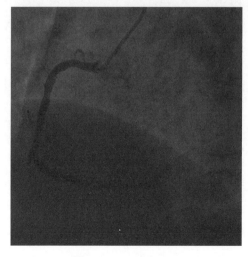

图2-18-9　LAO45°

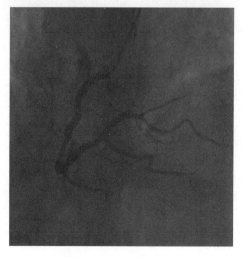

图2-18-10　CRU30°

caFFR检查及手术过程: 术中行前降支caFFR检查, caFFR为0.65(图2-18-11)。

会诊后决定行前降支PCI。送6F EBU3.5指引导管至左冠开口, 将一条Runthrough NS导丝送至前降支远段, 以TREK 2.5mm×20mm球囊10~18atm扩张前降支病变处, 送HELIOOS海利欧斯3.0mm×38mm支架至前降支近中段病变处, 定位准确后以6atm释放(图2-18-12, 图2-18-13)。

以NC TREK 3.0mm×15mm球囊12~20atm于前降支近中段行支架内后扩张, 再以Omnipass NC 3.25mm×12mm球囊12~20atm于前降支近段支架内后扩张(图2-18-14~图2-18-17)。

多角度造影: 支架贴壁、膨胀良好, 无夹层, TIMI血流3级(图2-18-18~图2-18-20)。

左前降支(LAD), Pa: 84mmHg, 血流速度: 154mm/s,
caFFR: 0.65, caIMR: 14.9
狭窄信息表:

序号	参考管径	狭窄直径	直径狭窄率	狭窄长度	caFFR	△caFFR	压力差
1	2.6mm	1.3mm	49.8%	44mm	0.65	0.35	27mmHg

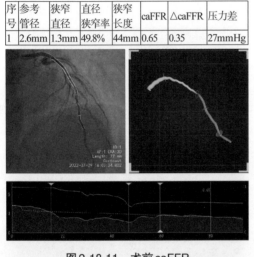

图2-18-11　术前caFFR

图2-18-12　球囊预扩张

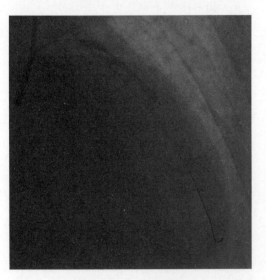

图2-18-13　支架释放

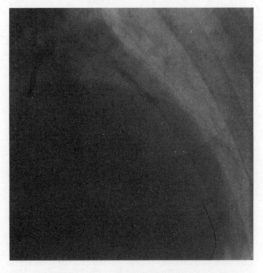

图2-18-14　支架内后扩张(一)

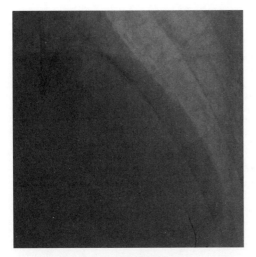

图2-18-15 支架内后扩张（二）

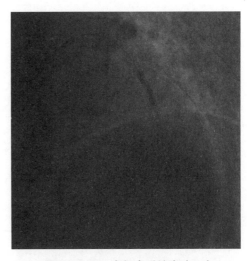

图2-18-16 支架内后扩张（三）

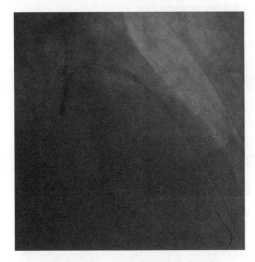

图2-18-17 支架内后扩张（四）

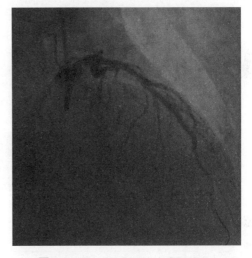

图2-18-18 RAO30°＋CRU30°

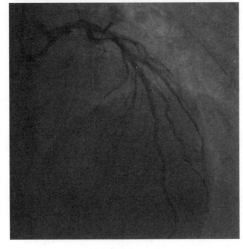

图2-18-19 CRU30°

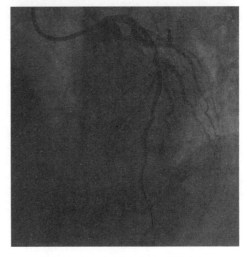

图2-18-20 LAO30°＋CRU30°

术后测得前降支caFFR值为0.90（图2-18-21）。

撤出导管、导丝，拔除桡动脉鞘管，以加压绑带加压包扎，结束手术。术后心率75次/分，主动脉压力115/69mmHg，血氧饱和度96%。术中共用肝素6000U。

术后医嘱：①回病房后每30分钟检查桡动脉穿刺部位，观察穿刺部位有无出血和血肿，约6h解除止血绑带。②监测血压、心率。

术后心电图：窦性心律，心率64次/分（图2-18-22）。

出院诊断：①冠状动脉性心脏病。不稳定型心绞痛。②高血压2级（极高危）。

Post-LAD, Pa: 84mmHg, 血流速度: 192mm/s,
caFFR: 0.90, caIMR: 16.7

狭窄信息表：

序号	参考管径	狭窄直径	直径狭窄率	狭窄长度	caFFR	△caFFR	压力差
1	2.9mm	2.1mm	27.0%	20mm	0.90	0.10	6mmHg

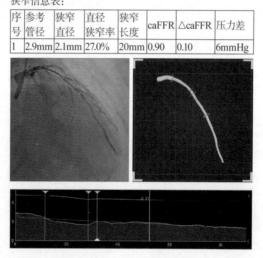

图2-18-21　术后caFFR检查

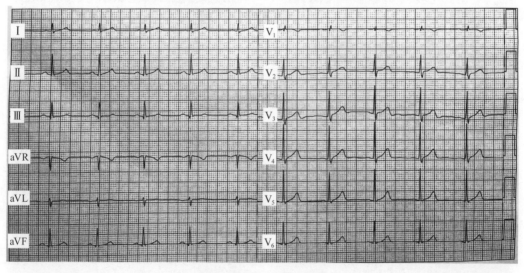

图2-18-22　术后心电图

出院时情况：患者未述胸闷。血压105/75mmHg。神志清醒，呼吸平稳，对答切题，口齿清晰，查体合作。全身皮肤黏膜无黄染，无全身浅表淋巴结肿大，颈软，无抵抗感，无颈静脉充盈，气管位置居中，胸廓外形正常，无肋间隙增宽，叩诊双肺呈清音，呼吸音呈清音，未闻及干、湿啰音，未闻及哮鸣音，心界叩诊无扩大，心率75次/分，节律齐，无杂音，腹部平坦，无腹部压痛，无腹部反跳痛，肝、脾未触及，肝颈静脉回流征（-），双下肢无凹陷性水肿。

出院医嘱：①低盐低脂饮食，避免劳累、情绪波动、用力等，院外适当活动，以不引起胸闷胸痛等症状为宜。监测血压、心律、心率、血糖情况。②若患者院外再次出现类似症状，及时就诊，严重时可拨打"120"，通过急救车转运更安全。③1～3个月后心内科门诊随诊，复查血常规、肝肾功能、电解质、CK、血脂、血糖等化验，复查心电图、超声心动图。④严格遵医嘱服药，不能擅自停药。出院带药（7d量）：阿司匹林肠溶片100mg口服QD，替格瑞洛片90mg口服Q12H，瑞舒伐他汀钙片10mg口服QN，雷贝拉唑钠肠溶片10mg口服QD，尼可地尔片2.5mg口服BID。⑤通过医院APP挂心内科网络门诊，可于出院后7d网络购药。

专家点评：患者为中老年男性，典型心绞痛症状，入院冠脉造影提示前降支70%的狭窄并伴有钙化，caFFR提示存在心肌缺血进行支架植入术，术后caFFR值显示心肌缺血改善。PCI术后效果对于患者的远期预后具有重要的意义，caFFR值是评估PCI手术是否成功的一个有力指标，也是预测患者预后的一个独立影响因素，术后caFFR检查具有指导价值。

（黄进勇　黄龙飞）

病例19　caFFR指导前降支狭窄合并肌桥

患者，男性，50岁。主诉"胸闷1周"入院。

现病史：于入院前1周患者夜间睡眠中出现胸闷，不伴胸痛、大汗，不伴咽部紧缩感及左上肢麻木，不伴心悸，无头痛、头晕、黑矇、晕厥，无发热、咳嗽咳痰，无恶心、呕吐，无腹痛、腹泻等不适，共发作2次，坐位后症状持续3～5min可缓解，与活动关系不显著，进一步就诊于门诊，查心肌酶和心电图未见明显异常，考虑不除外冠状动脉性心脏病，建议必要时完善冠脉CTA或冠脉造影明确冠脉情况，指导下一步治疗。今为进一步诊治，收入院治疗。患者自本次发病以来，精神尚可，食欲正常，睡眠尚可，大小便正常，体重未见明显下降。

既往史：平素健康状况良好；无高血压、糖尿病、脑卒中史；否认传染病史；按规定预防接种；无手术史，无外伤史；否认输血史；否认药物过敏史；否认食物过敏史。

个人史：出生于天津市市辖区，久居天津市红桥区。有吸烟史30年，平均10支/日，已戒烟2个月；偶尔饮酒史。否认疫水疫区接触史。无工业毒物、粉尘、放射性物质接触史。无冶游史。

婚育史：已婚已育，育有1子1女，结婚年龄27岁，配偶健康状况良好。

家族史：父亲已故，死因恶性肿瘤；母亲已故，死因恶性肿瘤；家族中否认类似患者。否认家族遗传性病史。

体格检查：体温36.6℃，脉搏63次/分，呼吸19次/分，血压112/82mmHg，体重60.0kg，身高173cm。意识清晰，自主体位，正常面容，查体合作。颈软无抵抗，颈动脉搏动正常，颈静脉无怒张，肝颈静脉回流征（-），未闻及血管杂音，气管居中，甲状腺无肿大。胸廓无畸形，胸骨无压痛，肋间隙正常，胸壁无静脉曲张，双侧乳腺正常。双侧呼吸运动对称，语颤正常，双肺叩诊呈清音，肺、肝浊音界正常，肺下界正常，双肺呼吸音粗，未闻及干、湿啰音，无哮鸣音。心前区无隆起，心尖搏动正常，心率63次/分，律齐，心音正常，无心包摩擦音，未闻及病理性杂音。腹部平坦，未见胃肠型，未见蠕动波，未见腹壁静脉曲张。腹部柔软、紧张度适中，无压痛，无反跳痛，无肌紧张。肝、脾未触及，未触及包块，无肝区、肾区叩击痛，移动性浊音（-），肠鸣音4次/分，未闻及血管杂音。双下肢无水肿。足背动脉搏动正常，双侧对称。

实验室检查及特殊检查：无。

入院初步诊断：冠状动脉性心脏病，不稳定型心绞痛，心功能Ⅱ级（NYHA分级）。

入院药物治疗：阿司匹林肠溶片100mg口服QD，氢氯吡格雷片75mg口服QD，雷贝拉唑钠肠溶片10mg口服QD，阿托伐他汀钙片20mg口服QN。

入院检查：

心电图：窦性心律，心率62次/分（图2-19-1）。

超声心动图：LA 39mm，LV 45mm，RA 32mm，RV 28mm，LVEF 65%，提示左房增大，二尖瓣、三尖瓣反流（轻度）（图2-19-2）。

化验检查：血常规示WBC $6.34×10^9$/L，Hb 152g/L，PLT $272×10^9$/L。血浆D-二聚体测定-定量0.14mg/L，B型钠尿肽测定26pg/ml，肌钙蛋白T0.009ng/ml，肌酸激酶86U/L，肌酸激酶同工酶16U/L。氯108mmol/L，钠140mmol/L，钾3.8mmol/L，肌酐（酶法）72μmol/L，尿酸221μmol/L。总胆固醇6.29mmol/L（↑），甘油三酯1.35mmol/L，低密度脂蛋白胆固醇4.03mmol/L（↑），葡萄糖5.2mmol/L，总蛋白77g/L，谷草转氨酶26U/L，谷丙

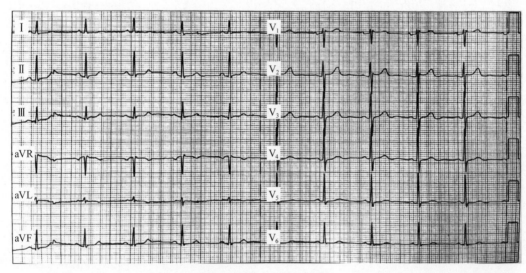

图2-19-1 入院心电图

2-D及M型				Doppler	收缩期	舒张期
主动脉窦径	32mm	主肺动脉径	22mm	二尖瓣	450cm/s	52cm/s
左房前后径	39mm	左室舒末径	45mm	三尖瓣	227cm/s	60cm/s
右房左右径	32mm	右室左右径	28mm	主动脉瓣	120cm/s	
室间隔厚度	9mm	运动幅度	8mm	肺动脉瓣	90cm/s	
左室后壁厚度	9mm	运动幅度	11mm	肺动脉压力	21mmHg	
心功能检查:	左室射血分数(EF): 0.65		二尖瓣血流E/A: 0.8		组织多普勒Ea/Aa:	

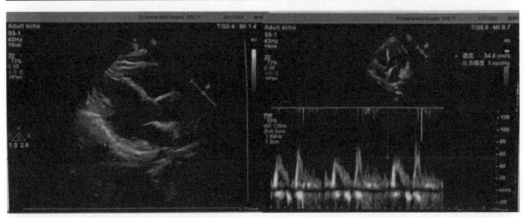

超声所见:
主动脉窦内径正常;左房增大,余各腔室内径正常;左、右室壁厚度及运动正常;房间隔及室间隔完整;各瓣膜结构未见明显异常,二尖瓣、三尖瓣可见少量反流信号,为中心性;心包未见明显异常。
超声提示:
左房增大
二尖瓣、三尖瓣反流(轻度)
左室舒张功能改变,请结合临床

图2-19-2　入院超声心动图

转氨酶33U/L,白蛋白(溴甲酚绿法)46g/L。糖化血红蛋白5.80%。游离甲功:游离三碘甲状腺原氨酸6.23pmol/L(↑),游离甲状腺素12.85pmol/L,超敏促甲状腺素(化学发光法)2.122μU/ml。凝血功能及尿、便常规未见明显异常。

冠脉造影过程及结果:患者平卧于导管床,用碘伏消毒右上肢及肘以下2次。以双侧腹股沟为中心,从内到外,上至脐水平,下至膝关节水平,消毒2次,铺巾、展单,暴露右桡动脉手术野。在腕横纹上约2cm桡动脉搏动明显处,用2%利多卡因1ml局部麻醉后穿刺右桡动脉成功,以Seldinger法置入6F动脉鞘管。

5F TIG导管行左、右冠脉造影。结果显示冠脉分布优势类型呈右优势型,左主干未见狭窄,前降支近段可见70%狭窄、中段狭窄50%伴肌桥,第一对角支开口可见60%狭窄,回旋支未见狭窄,右冠未见狭窄(图2-19-3~图2-19-8)。

caFFR检查及手术过程:测得前降支caFFR 0.78(图2-19-9)。

病例分析及策略选择:患者夜间出现胸闷不适,与活动关系不显著,症状不典型,造影示前降支临界病变,拟行前降支caFFR功能性检查,必要时PCI治疗。

会诊后决定行前降支PCI术,送6F EBU3.5指引导管至左冠开口,将两条Runthrough NS导丝分别送至前降支和对角支远段,以Niballon 2.0mm×20mm球囊12atm扩张前降支

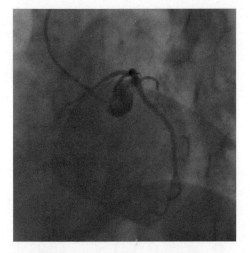

图2-19-3　LAO45°＋CAU30°

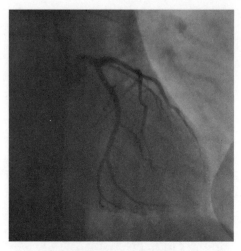

图2-19-4　CAU30°

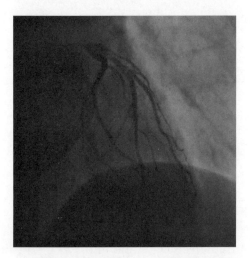

图2-19-5　RAO30°＋CRU30°

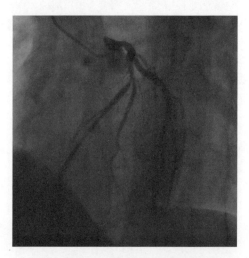

图2-19-6　LAO30°＋CRU30°

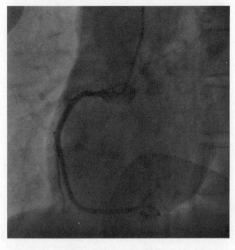

图2-19-7　LAO45°

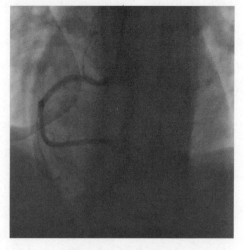

图2-19-8　CRU30°

左前降支（LAD），Pa: 86mmHg，血流速度: 77mm/s，
caFFR: 0.78，caIMR: 25.1

狭窄信息表：

序号	参考管径	狭窄直径	直径狭窄率	狭窄长度	caFFR	△caFFR	压力差
1	3.0mm	1.4mm	54.2%	18mm	0.84	0.16	14mmHg
2	1.9mm	1.3mm	32.6%	14mm	0.78	0.06	4mmHg

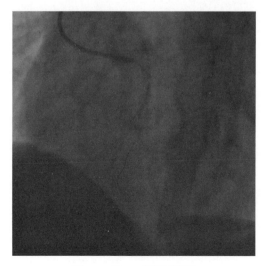

图2-19-9　前降支caFFR检查

病变处，送Promus Premier 3.5mm×28mm支架至前降支病变处，定位准确后以11atm释放（图2-19-10，图2-19-11）。

交换对角支导丝，以Niballon NC 3.75mm×15mm球囊12～20atm扩张前降支支架内后扩张（图2-19-12，图2-19-13）。

造影示对角支开口狭窄较前进展，以Niballon 1.5mm×15mm球囊12atm扩张对角支开口病变处，以Niballon NC 3.5mm×15mm、Niballon 1.5mm×15mm球囊12atm对吻扩张前降支和对角支开口病变处（图2-19-14，图2-19-15）。

多角度造影示支架贴壁、膨胀良好，无夹层，TIMI血流3级（图2-19-16～图2-19-18）。

术后测得前降支caFFR为0.88（图2-19-19）。

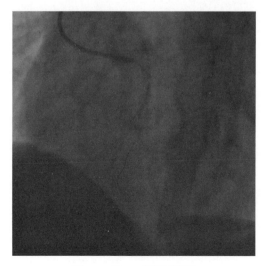

图2-19-10　球囊预扩张

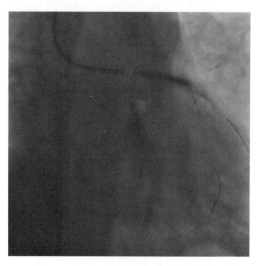

图2-19-11　前降支病变处支架释放

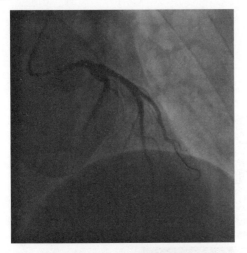

图 2-19-12　支架释放后造影

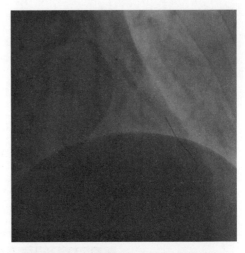

图 2-19-13　球囊前降支支架内后扩张

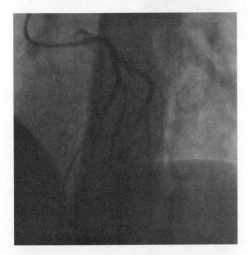

图 2-19-14　对角支开口狭窄较前进展

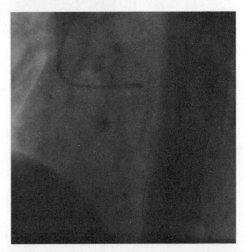

图 2-19-15　球囊对吻扩张前降支和对角支
开口病变处

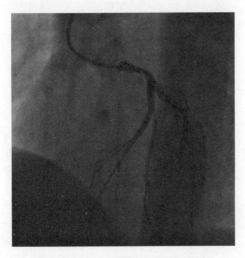

图 2-19-16　LAO30° ＋CRU30°

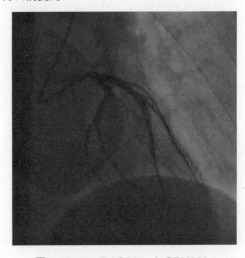

图 2-19-17　RAO30° ＋CRU30°

Post-LAD, Pa: 86mmHg, 血流速度: 115mm/s,
caFFR: 0.88, caIMR: 26.5

狭窄信息表:

序号	参考管径	狭窄直径	直径狭窄率	狭窄长度	caFFR	△caFFR	压力差
1	0.0mm	1.5mm	27.4%	13mm	0.88	0.12	5mmHg

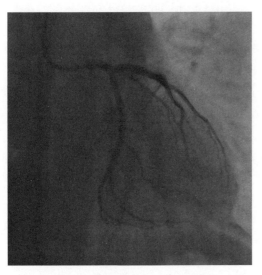

图2-19-18　RAO30°＋CAU30°

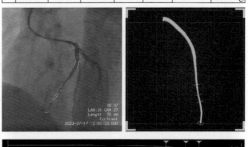

图2-19-19　PCI术后caFFR检查

撤出导管、导丝, 拔除桡动脉鞘管, 以加压绑带加压包扎, 结束手术。术后心率73次/分, AO 110/71mmHg, 血氧饱和度96%。术中共用肝素7000U。

术后医嘱: ①回病房后每30分钟检查桡动脉穿刺部位, 观察穿刺部位有无出血和血肿, 约6h解除止血绑带。②监测血压、心率。

术后心电图: 窦性心律, 心率63次/分 (图2-19-20)。

出院诊断: 冠状动脉性心脏病, 不稳定型心绞痛, 心功能Ⅱ级 (NYHA分级)。

出院时情况: 患者无胸闷胸痛等不适主诉, 查体: 体温36.5℃, 脉搏78次/分, 呼吸17次/分, 血压129/85mmHg。神志清醒, 呼吸平稳, 对答切题, 口齿清晰, 查体合作。全身皮肤黏膜

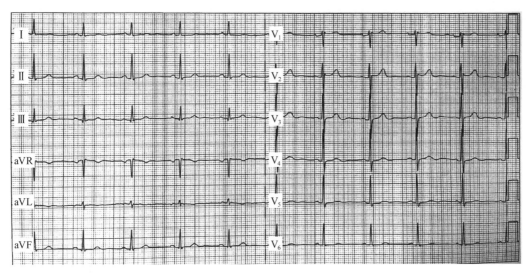

图2-19-20　术后心电图

无黄染，无全身浅表淋巴结肿大，颈软，无抵抗感，无颈静脉充盈，气管位置居中，胸廓外形正常，无肋间隙增宽，叩诊双肺呈清音，呼吸音呈清音，未闻及干、湿啰音，未闻及哮鸣音，心界叩诊无扩大，心率78次/分，节律齐，无杂音，腹部平坦，无腹部压痛，无腹部反跳痛，肝、脾未触及，肝颈静脉回流征(-)，双下肢无凹陷性水肿。

出院医嘱：①低盐低脂饮食，避免劳累、情绪波动、用力等，院外适当活动，以不引起胸闷胸痛等症状为宜。监测血压、心律、心率情况。②1个月后心内科门诊随诊，复查血常规、肝肾功能、电解质、CK、血脂、血糖等化验，1～3个月后复查心电图、超声心动图。③出院带药：氢氯吡格雷片75mg口服QD，阿司匹林肠溶片100mg口服QD，阿托伐他汀钙片20mg口服QN，雷贝拉唑钠肠溶片10mg口服QD。④通过医院APP挂心内科网络门诊，可于出院后7d网络购药，不适随诊。

专家点评：心肌桥是常见先天性冠状动脉异常，在冠脉造影中，心肌桥的特征性表现为收缩期隧道动脉明显狭窄而舒张期部分或完全恢复。该患者冠脉造影示前降支近段可见70%狭窄，中段50%狭窄合并肌桥，对患者caFFR检查，结果显示存在缺血的情况，对近段狭窄进行支架植入治疗，术后复测caFFR为0.88，肌桥合并的狭窄未造成其心肌严重缺血，caFFR有效提供心肌桥的功能性评估方案，为下一步治疗策略提供指导。

（黄进勇）

第三章　caFFR疑问与解答

一、产品基本介绍

1.设备可以固定在设备间使用吗?

一代机AS21目前还不能固定在设备间使用,因为设备需要在手术床旁连接传感器采集患者的实时主动脉压力,但是二代产品FM21可以实现压力数据无线传输,所以二代设备就不需要固定手术室内使用了,可以放在设备间操作。

2.caFFR是否可以用来检测冠脉以外的其他血管的功能学状态?

产品基于造影类的FFR希望做到泛血管,比如肾动脉、脑动脉、肺动脉、外周血管,目前的目标是搭建诊断治疗一体化的血管手术机器人。目前基于泛血管已经有一些科研进展,但临床上无法使用caFFR对肾动脉、脑动脉等进行评估诊断。

二、压力传感器与压力数据

1.专用压力传感器的使用必要性是什么?

冠脉血流储备分数测量系统只能与润迈德专用的传感器配合使用,实时压力的测量保证了计算结果的准确性,专用传感器可以自动记录和匹配不同造影体位的实时压力,后期还可以升级一键自动排水校零的功能,与床旁的压力传感器功能性不同,所以无法用原有的传感器代替。

2.传感器是否能多次使用?

在实际使用过程中一般是先造影,造影后根据患者的病变情况,需要测量时再连接传感器,属于术中连接,所以在使用过程中可能会沾染患者血液,为避免交叉感染,建议一位患者用一根耗材,另外传感器内部有ID识别芯片,会自动绑定患者ID,所以不可以多次使用。

3.压力是如何记录的?采用的压力是瞬时值还是平均值?

最终参与计算的压力数据是患者的平均压力,反映了血流动力学稳定时的功能学情况。所以产品在计算时会软件自动录制超过4个稳定心动周期的压力数据,采用的是一段时间内平均压的平均值,多次取平均后也进一步降低了压力误差对测量结果的影响。

4.压力传感器如何连接?

需要把传感器连到手术台的三联三通上,在院方原有的压力通道上通过一个三通阀并联出额外的一个压力通道,两个传感器互不影响。

5.传感器如何自动匹配造影图像?

传感器自动匹配造影图像是根据时间节点匹配的,根据造影图像的时间点,去匹配前后一段时间内压力数据的平均值,除了自动匹配的机制之外,在操作过程中也可以手动录制压力。

6.两方压力传感器数据存在偏差,应该如何解决?

(1)排查问题:确认压力通道是否存在泄露、连接错误的情况;确认传感器是否与患者心脏处于水平位置;可两方再次对传感器排水校零,避免管路内存压。

(2)第三方验证:如果上述方法均为解决问题,可考虑等手术结束后,通过第三方的检测方式比如电子或水银血压仪对传感器进行验证,来确定真正有偏差的一方。如果确认是产品传感器的问题,现场人员需要将出现问题的压力传感器进行回收并反馈故障现象,交由质量部进行问题排查。

7.为什么产品宣传是无创的功能学测量方法配套的传感器却是有创压力传感器?

因为产品是在冠脉造影手术的基础上进行检测,因为冠脉造影手术是有创的,在测量过程中需要采集患者的有创主动脉血压,所以传感器名称定义为有创传感器,但是对产品本身来说并不会有任何介入患者体内的操作,所以相比传统介入类测量的方式属于无创测量方法。

三、造影图像及造影规范

1.造影图像获取途径是什么?

根据现场条件不同,可以选择U盘、光盘刻录导入图像,也可以与大C或PACS网络连接实时发送图像

2.造影图像角度要求是什么?

两个体位造影图像夹角只要大于30°,能清晰暴露血管及病变位置形态即可;前降支推荐用右肩位、头位、左肩位,回旋支推荐用肝位、足位、蜘蛛位,右冠推荐左前斜位、左肩位。

3.图像分辨率要求是什么?

目前14.4及以上的软件版本支持1024×1024及以下分辨率的图像,具体图像尺寸需提前和科室技师沟通好,明确具体造影要求、图像数据要求等。

4.为什么必须要两张图合成,一张图计算速度不是更快吗?

一直采用两张图像计算是为了更好地从不同角度合成三维血管,最大限度地保证三维血管的真实性,也会避免偏心病变对血管狭窄程度识别造成的影响,这也是为什么产品会对两张图像有夹角的要求,两张图像算是既保证了三维合成精度,也保证了计算的速度。

5.造影图像的参数缺失问题怎么办?

造影图像的参数缺失可能是因为DSA(大C)本身设置缺失了某些参数的数据标签,也可能是图像传输时导致部分数据丢失,可以根据实际参数,进行补充后正常计算,但是建议联系DSA厂家在造影设备上完善参数设置,或者更换图像传输方式,网络传输的方式一般不会存在参数丢失的问题。

6.一定要在造影时注射硝酸甘油吗?

注射硝酸甘油的目的其实是防止或消除血管痉挛,避免血管痉挛对血管轮廓识别产生影响,可以根据患者的实际情况,如果患者并无明显的痉挛,那么也可以不注射硝酸甘油,如果注射了硝酸甘油,则为了避免硝酸甘油对流速的瞬时影响,建议注射硝酸甘油后

等待1min左右(压力波形升高并稳定后)再造影,之后按照正常操作测量caFFR即可。

7.为什么要"推注造影剂前先曝光1s"？

造影规范要求推注造影剂前先曝光1s,主要目的是提醒术者先曝光后推注造影剂,这样可以完整地看到造影剂从导管口流出的状态,计算流速时会更加准确,只要满足条件即可,并不是必须满足1s的时间要求。

8.造影规范中"用4ml/s的速度推注造影剂"除非是高压注射器推注,否则很难实现吗？

4ml/s的速度推注造影剂是采用高压注射器推注造影剂时设定的标准压力,临床上手动推注时只需要保证均匀推注,造影剂充盈血管,没有明显层流即可。

9.为什么造影剂需连续推注2～3个心动周期以上？

因为产品需要造影清晰暴露整支血管,才能对血管轮廓进行完整分割,且包含完整的心动周期可以计算整个心动周期的平均流速,考虑到血流偏慢的患者,推注造影剂时间不足可能导致近端和远端血管无法同时显影,所以才建议造影剂连续推注2～3个心动周期。

四、血管二维分割

1.是否可以自动分割血管？为什么需要人工调整血管轮廓？

在软件操作过程中首先需要设置分割点选择分割区域,之后软件会自动分割出血管轮廓线,当造影质量较高时,自动分割的血管管径还原度很高,但如果本身血管有交错、重叠或图像质量不佳的情况,自动分割可能会出现偏差,这时产品可以通过轮廓调整工具最大程度地还原真实的血管轮廓,保证测量结果的准确性。

2.分割血管轮廓的方法和QCA有什么区别？

QCA是通过造影导管或者指引导管的尺寸进行图像校准,确定血管直径,先选择一段导管分割,再选择导管尺寸(比如5F),以此为参考标准去确定血管直径;产品是通过造影图像本身的参数进行图像校准,通过两个像素点的间距确定血管直径,不需要额外选择指引导管尺寸,软件会自动识别,更加简便精准。

3.为什么二维分割的长度需要在60～80mm？

分割长度主要影响流速的计算,因为舒张期血流比较快,收缩期血流比较慢,所以二维分割长度需要选取至少包含一个心动周期的长度,以便于对流速进行平均,通过长期的算法验证,血管二维分割长度在60～80mm时,平均流速的误差最小,计算结果准确性最高。

4.结果界面三维血管的不同颜色(红、黄、蓝)代表什么？

(1)只完成二维分割,还没有点计算按钮之前,结果界面三维血管模型的颜色代表实际合成的三维血管管径与模拟的正常血管管径之间的大小关系(直径曲线图中黄色实线与红色虚线的大小关系)(可通过鼠标点击与直径曲线图联动标识);红色:合成的三维血管直径<正常参考血管直径(黄色实线低于红色虚线);黄色:合成的三维血管直径≈正常参考血管直径(黄色实线与红色虚线基本持平);蓝色:合成的三维血管直径>正常参考血管直径(黄色实线高于红色虚线)。

(2)点击计算按钮,计算出caFFR结果后,三维血管的颜色与血管模型右侧的caFFR坐标轴颜色对应,代表了caFFR的数值大小(可通过鼠标点击与caFFR曲线图进行联动标识）。

五、流速

1.血流速度计算的原理是什么?

采用TIMI计帧法计算血流速度,可以简单地理解为流速=长度/时间;通过二维分割血管计算合成的三维血管的长度;计算造影剂流经分割路径起点至分割路径终点需要的帧数,结合曝光频率,比如15帧/秒,可以得出造影剂在血管内流动的时间;长度除以时间就可以计算出血流速度。

2.推注造影剂的速度对流速有无影响?

推注造影剂的速度对流速的计算基本没有影响,首先为了避免流速层流或造影剂不充盈等特殊情况,在测量时术者应尽量保证连续2~3个心动周期均匀地推注造影剂;其次,产品在计算流速时,每张图像都会取至少1个心动周期的平均流速,之后再选取多张图像进行流速平均,多次平均之后已经将流速的误差降到最低,也避免了对计算结果的影响。

3.不同体位的流速差异很大的情况有哪些?

正常情况下,所选的两张图像的流速不会存在很大差异,但是如果存在特殊情况,比如图像存在短缩折叠,或者造影剂推注不均匀明显层流时,可能会导致两张图像流速差异大,可以通过其他备选体位平均流速,进一步减小误差。

六、测量结果与报告

1.为什么不需要使用血管扩张药物(最大充血态如何得到)?

血管扩张药物的主要目的是达到最大充血态,虽然产品采集的是静息态的压力,计算的是造影态舒张期的血流速度,但是最终都会通过流体力学算法转化成相应的充血态的参数,之后再得出充血态的caFFR值,结果准确性在上市前与压力导丝的对比试验也得到有效的验证,诊断准确度达到了95.7%。

2.测量报告的信息可以更改吗?

为了避免信息输入的误差,患者的年龄或性别之类的基本信息及报告的Logo是可以修改的,但是测量结果不能更改。

3.测量报告可以打印吗?

可以打印,在产品设备上添加上目标的打印机就可以直接在报告界面打印,也可以导出电子版的报告留存。

七、caFFR产品原理

1. caFFR的产品原理是什么?

caFFR是基于造影图像计算血流储备分数的测量系统,基本原理包括通过目标血管的两张体位夹角>30°的造影图像进行二维分割合成三维血管模型,然后使用润迈德自主研发的一次性有创血压传感器实时采集患者的主动脉压力,再通过TIMI记帧法计算患者的血流速度,最后使用优化设计的流体力学算法精确计算病变引起的压力阶差,从而得到caFFR。

2. caFFR的Pa和Pd是如何得到的?

Pa是通过润迈德专用传感器实时测量患者冠脉口的平均压获得。Pa减去压力差得到远端压力Pd,压力差指的是从狭窄近端到狭窄远端产生的压力降,通过三维血管模型与血流速度,利用计算流体力学(CFD)原理计算得到。

八、caFFR准确性

1.有关caFFR准确性做过哪些试验?

2018年由霍勇教授主导,在六家医院(北京大学第一医院、北京大学人民医院、天津医科大学总医院、吉林大学第二医院、徐州医科大学附属医院、上海市第十人民医院)进行了临床试验,选取了328例患者,与雅培压力导丝做对比,诊断准确率达到95.7%。

2022年由龚艳君主任发表的文章表明患者PCI后即刻测量caFFR,可有效预测患者的长期预后,caFFR 0.90可作为评估的截断值。

2.为何感觉FLASH I FFR临床试验的样本容量较少?

临床注册试验的目的主要是验证caFFR与压力导丝FFR的诊断一致性,所以入组规模相对小一些,但是后期进一步开展了很多不同方向的研究,尤其是正在进行的FLASH II的大规模临床试验,预计入组2000多例患者,进一步验证caFFR对比压力导丝的指导意义与卫生经济学效益。

3. FLASH FFR的文章中看到caFFR与压力导丝FFR的相关性系数(R^2)才0.89,并不是你们说的准确度是95.7%,这两个数据是否有冲突?

相关性系数0.89是指caFFR和FFR数值的一致性,假设caFFR=0.85和FFR=0.87可以说数值没有达到完全相同,但其实无论是0.85还是0.87,在实际的指导策略中具有相同的意义,功能学指标FFR在实际使用中还是通过结果阴阳性验证心肌是否存在缺血,所以caFFR与FFR的诊断准确度可以达到95.7%。

4.产品的重复性情况是什么?

重复性很好,因为caFFR的操作流程简单方便,操作规范完成度更高,因此按照规范测量的情况下,结果不会有太大偏差,经过长期的验证,数值偏差基本在0.01~0.03。

5.是否和其他类型的产品做过准确性对比?

一般情况下准确性对比试验分为实验组和对照组,所以目前产品只和公认的测量FFR的金标准压力导丝进行过对比试验,准确度可达95.7%。

九、caFFR的适应证与临床意义

1.指南推荐50%~90%测量FFR,为什么caFFR适应证的狭窄程度为30%~90%?

因为caFFR在上市前的临床注册试验(FLASH FFR)中入组的患者狭窄范围是30%~90%,在此区间内,caFFR与压力导丝FFR的诊断准确性得到了有效验证,所以将caFFR适用的狭窄范围定为30%~90%,也是药监局认证的适应证。

2.为什么冠脉开口3mm内的病变不建议测量caFFR?

因为病变位置距离开口过近,无法参考其狭窄入口的真实管径,可能导致测量结果不准确,并且此时获取的主动脉压力也会受到开口病变的影响而非正常血管的主动脉压,所以不建议测量。其他血管的开口病变如LAD、LCX开口是可以正常测量的。

3.为什么靶病变涉及心肌桥的患者不建议测量caFFR?

因为按照caFFR操作规范,在对血管进行二维分割时需要选择最大舒张期,若靶病变涉及心肌桥,选择舒张期会忽略心肌桥病变的影响,因此靶病变涉及心肌桥且收缩期狭窄程度＞50%时,不建议测量caFFR,或者在测量时需要分别测量舒张期和收缩期的caFFR值,也可以提供一定的参考意义。

4.为什么AMI的罪犯血管不能测量caFFR?

因为急性心肌梗死发作期的患者心功能处于不稳定的状态,此时测量caFFR无实际意义,更推荐患者测量caIMR。

十、caFFR测量结果解读

1. caFFR诊断心肌缺血的阈值是多少?

caFFR诊断心肌缺血的阈值也是0.80,caFFR≤0.80即可诊断为心肌缺血,以0.80为阈值的诊断准确性在caFFR上市前的临床注册试验也得到了有效验证,以压力导丝FFR作参考,诊断准确度达到了95.7%。

2.压力导丝可以通过回拉压力导丝,查看每个病变的压力阶差,caFFR可以吗?

caFFR可以查看每个病变的压力阶差,而且也可以通过caFFR曲线图显示血管分割区域内每一点的caFFR值,这些数据在测量结果界面都可以查看。

3. caFFR的压力阶差是否可以提供明确的干预指征(比如压力导丝FFR即使FFR＞0.80,但是单个病变回拉压力导丝的压力阶差＞10mmHg时也可以干预,caFFR是否有相同的功能)?

因为压力阶差的测量方式不同,caFFR暂时只能通过压力阶差的大小判断病变的严重程度,并没有明确的阶差数值干预指征。

十一、特殊情况下的caFFR测量方式

1.心房颤动等心功能失调的患者是否可以测量caFFR?

阵发性心房颤动的患者在发作期间,建议优先除颤,不建议做功能学检查,在非发作期可以正常测量caFFR。

持续性心房颤动的患者建议优先除颤,不建议做功能学检查。

心功能失调的患者建议在心功能稳定的情况下再进行caFFR测量。

2.心肌梗死急性期后的患者非罪犯血管测量时会不会受到整体心脏功能的影响而导致caFFR值出现偏差?

心肌梗死罪犯血管对非罪犯血管的影响一般是由于术中处理罪犯血管时可能会造成血栓、斑块的脱落,流到远端血管后可能会造成冠脉微循环障碍,进而对caFFR值产生一定的影响,此时建议同时测量caFFR与caIMR,全面诊断冠脉功能。

3.血管由于瘤样扩张或夹层等原因出现管径异常时可以测量caFFR吗?

(1)轻度局限性(长度＜10mm)的瘤样扩张,可按照正常血管走行趋势还原血管轮廓,正常测量caFFR;针对A、B型夹层,一般程度较轻,血流动力学相对稳定,按正常操作步骤测量caFFR即可。

(2)若出现弥漫性瘤样扩张,扩张面积较大,会造成血管血流动力学紊乱,无法测

量。若发现夹层段假腔较大，存在螺旋形夹层、远端血流较慢、血管接近闭塞等情况不可测量 caFFR。

4.心肌肥厚患者对 caFFR 测量的影响有哪些?

心肌肥厚是指心肌壁增厚导致心腔变小，进而导致心肌需氧量增加但冠脉供血量减少，最终出现心肌缺血，患者表现为胸闷、胸痛、气短等;由于肥厚型心肌病导致的症状和实际钙化、血栓、阻塞血管导致的症状机制不同，所以可以测量 caFFR，但没有相关文献具体指出 FFR 对心肌肥厚患者治疗的指导策略，实际临床中不建议测量。

5.存在侧支循环的血管测量 caFFR 是否准确?

冠脉存在侧支循环时，如果目标血管是供血方，caFFR 可以准确评估该血管的功能情况，如果目标血管是受血方，caFFR 只能评估该血管本身的供血功能，但是由于存在侧支循环对其补偿供血，所以下游心肌的缺血情况无法准确评估，此时测量的 caFFR 值会比实际情况偏低。

6.桥血管是否可以测量 caFFR?

桥血管可以测量 caFFR，但是准确性无从对比，FFR 针对桥血管病变诊断的临界值暂无权威指南和共识明确提出，caFFR 计划做该类患者的一些科研合作来探究 caFFR 在 CABG 后针对桥血管的评估价值。

7.偏心病变采用两张图像是否可以完全体现病变的严重程度?

caFFR 在测量偏心病变时选取两个体位>30°的造影图像进行分割，但是在调整血管轮廓时应结合其他体位多个角度进行观察，尽可能还原最真实的血管轮廓，虽然体位越多合成误差越小，但是也会造成操作难度增大、操作时间加长等情况。

8.慢血流对测量 caFFR 有影响吗?

根据引起患者慢血流的因素可分为不同的情况，若血流慢是由于心外膜严重狭窄或暂时性痉挛导致，可在造影过程中适当注射硝酸甘油观察血流恢复情况，之后再进行测量，并不会对 caFFR 结果造成阴阳性方面的差异，如果怀疑患者血流慢是因为存在微循环障碍，此时可以同时进行 caFFR 与 caIMR 测量，同时评估心外膜冠脉功能与微循环功能，如果 caIMR 结果提示患者存在微循环障碍，此时测量的 caFFR 值会偏高一些，即使结果是阴性，但是患者存在其他介入指征时，也可对患者进行血运重建。

9.为什么冠脉微循环障碍的患者在测量 FFR 时结果会偏高?

从 FFR 测量原理上来说，达到最大充血态的目的是消除微循环阻力的影响，当冠脉微循环出现障碍时，同等的血管扩张药物无法消除微循环阻力的影响，导致心肌达不到最大充血状态，从而导致 FFR 数值假性偏高的现象。

10.高血压对测量 caFFR 有影响吗?

如果患者是由于造影期间的情绪紧张等因素导致的暂时性血压升高，此时的主动脉压力并不能代表患者的平稳状态，测量的 caFFR 值也不能代表患者稳定的心功能情况，建议在患者血压平稳后再进行测量，如果患者长期受高血压影响，此时正常测量 caFFR 即可。

十二、caFFR相关产品

1.与传统介入类技术相比,caFFR有哪些优势?

(1)无须压力导丝介入体内、无须血管扩张药物(腺苷或ATP),安全性更高。

(2)操作简单,只需3~5min就可实时计算FFR数值,简便高效。

(3)搭配润迈德专用压力传感器,实时测量患者主动脉压力,与导丝对比准确性可达到95.7%。

(4)不仅能测量caFFR还可测量caIMR,更加全面地诊断冠脉功能。

2. caFFR与QFR的区别有哪些?

(1)主动脉压力获取不同:caFFR通过专用压力传感器实时采集患者主动脉压力。

(2)虽然原理看似相同,但是实际计算方式存在差异,所以caFFR的诊断准确度高于QFR,根据博动官方公布的数据QFR与压力导丝的诊断准确度为93%,而由霍勇主任主导的FLASH FFR研究表明caFFR与压力导丝FFR的诊断准确度为95.7%。

(3)目前产品在caFFR的基础上caIMR已经成功拿到注册证,所以不仅能测量FFR也能测量IMR,更加全面地诊断。

3. caFFR与CTFFR对比,哪个更准确?

caFFR更准确。本身冠脉造影就是诊断冠心病的金标准,相对于冠脉CT会更准确,所以基于冠脉造影的caFFR相比CTFFR就会更加精准,而且冠脉CT无法获取血流速度和准确的Pa值,计算结果会有较大误差。

4. caFFR对比压力微导管的优势有哪些?

(1)压力微导管也属于介入类测量FFR的产品,caFFR相比其优势包括:压力导丝介入体内无须使用血管扩张药物(如腺苷或ATP),操作简便,安全性高。

(2)北芯压力微导管直径为0.0205in(0.5207mm),复杂病变通过难度较大,适用的狭窄范围相对偏窄,只能适用于30%~70%的病变,而caFFR适用的狭窄严重程度是30%~90%。

(3)目前北芯的压力微导管公布的与压力导丝FFR的诊断准确度是93.4%,而caFFR通过实验验证与压力导丝FFR的诊断准确度可达到95.7%。

5. caFFR与IFR、RFR、DFR、dPR的区别有哪些?

IFR——厂家:飞利浦;定义:无波期静息状态的平均Pd/Pa。

RFR——厂家:雅培;定义:在整个心脏周期内静息状态下的最低瞬时Pd/Pa。

DFR——厂家:波科;定义:Pa<平均Pa和下降Pa之间的静息状态的平均Pd/Pa。

dPR——厂家:Opsens;定义:整个舒张期静息状态的平均Pd/Pa。

其临界值均为0.89。

不使用腺苷可以减少患者90%的不适,所以各企业纷纷研究不用血管扩张药测量FFR的方法,其中最先推出的便是飞利浦公司的iFR,其他公司也纷纷效仿推出自己公司的类似产品,由于专利问题采用的波段和名称不同,但本质上是基本一致的。但是这种数据在临床上并不能完全代替FFR的指导性。

caFFR对比的是压力导丝FFR的数值,临界值为0.8,是真正无创测量功能学评价的金标准。

6.相比于压力导丝，caFFR在测量分叉病变时有哪些优势？

（1）压力导丝测量两支血管需两次介入血管并注射两次血管扩张药物，但caFFR仅需一次造影连接一次传感器即可同时测量两支血管的caFFR值，简化手术操作，更加方便快捷。

（2）若在主支血管PCI植入支架后测量分支血管的FFR值，压力导丝需要穿过支架网眼后再进入分支，操作过程较为复杂，容易延长手术时间而caFFR避免了此情况。

7. caFFR和腔内影像学是否存在冲突？

caFFR从功能学层面评估病变是否引起心肌缺血同时评估心肌灌注面积和侧支循环功能，腔内影像从影像学层面测量管腔直径和面积，评价斑块性质和面积探查病因，指导支架型号选择，评价介入治疗效果及并发症情况，两者不存在冲突，可以在手术过程中相辅相成。

十三、FFR补充知识

1.当前降支与对角支分叉处存在病变，且病变同时涉及两支血管时应采取哪些测量策略？

应分别测量前降支与对角支的caFFR值，根据caFFR值结果判断两支血管的缺血程度。

（1）两支血管的caFFR＞0.80，说明此病变不会导致前降支和对角支缺血，不需要干预。

（2）一支血管的caFFR＞0.80，另一支血管的caFFR≤0.80，可优先处理缺血的血管，PCI术后再次分别测量两支血管的caFFR值，评估未干预血管是否被"拘禁"，如果产生"拘禁"则可进一步做出相应治疗。

（3）两支血管的caFFR≤0.80，可根据临床综合情况选择最佳的干预方法，可选择同时干预两支血管，或单独干预功能学意义较大的血管。

2.在FFR数值解读中，FFR数值和造影病变狭窄程度有哪几种关系？

匹配：造影狭窄严重，FFR≤0.80；造影狭窄程度轻，FFR＞0.80。

不匹配：造影狭窄严重，FFR＞0.80。①供血范围小，常见于回旋支、右冠状动脉和分支血管；②慢性狭窄，有丰富的侧支循环，这时对侧供血血管供血范围增大，FFR数值比无侧支循环时偏低，解除狭窄后，侧支循环不会立刻关闭，会持续数天至1个月，对PCI术后对侧供血血管的评估，1个月后复查时测量才准确；③陈旧性心肌梗死，死亡心肌细胞不需要血液供应，存活心肌较少，血流可以满足需求；④肥厚型心肌病，增生的心肌超过增生的微循环血管，FFR数值被高估；⑤微循环障碍，常见于糖尿病、心肌梗死、右冠脉和女性患者，微循环不能充分扩张，FFR值被高估。

反向匹配：造影狭窄程度轻，FFR≤0.80。①供血范围大，常见于左主干、前降支近端、年轻患者和男性患者；②为对侧供血，通过侧支循环为对侧狭窄血管供血；③弥漫病变，因为缺少正常参考段，造影低估病变，弥漫长病变对于血流影响大于局限性病变；④支架术后，包括支架膨胀不全、边缘夹层、没有完全覆盖病变及残余狭窄等；⑤肌桥，长的肌桥类似弥漫病变，对血流影响很大，有时需要腔内影像鉴别是弥漫病变还是肌桥及肌桥长度；⑥FFR测量错误，FFR测量过程中的操作、给药等错误造成数值偏差。

3.如何看待0.75与0.80的界值?

DEFFER研究提示,FFR<0.75的病变可诱发心肌缺血,建议行血运重建;FAME研究提示,FFR>0.8时,90%以上的病变不会诱发心肌缺血,建议药物治疗;而FFR在0.75~0.80为灰阶地带。在对于FFR灰阶的处理中,术者可综合患者的临床情况及血管供血的重要性,决定是否进行血运重建。例如,对于临床存在典型心绞痛,病变位于供血范围大(如左主干、前降支近端、超优势右冠或回旋支近端)的冠状动脉,建议以0.80为界值;而对心绞痛症状不典型、病变血管供血范围小(如非优势的细小右冠、直径<2.5mm的分支或末端血管)、影像学提示病变稳定但PCI风险高的病变及梗死相关冠状动脉,则建议以0.75为界值。

4.弥漫性病变FFR<0.80时,如果压力导丝回撤没有明显的压力阶差跳跃,是选择CABG还是PCI?为什么?

造影下弥漫病变,若连续回撤测压,常表现为压力阶差相对平缓,即功能学意义上的弥漫病变。影响冠脉供血的病变越长,压力阶差曲线往往越平缓。FFR值的高低不仅取决于病变狭窄的严重程度,同时也与病变部位、弥漫程度、偏心程度等因素相关。对于FFR<0.80的功能学意义上的弥漫病变,PCI对改善预后效果不佳,过长的支架植入存在潜在支架内再狭窄及支架内血栓的风险。通常建议根据患者的临床特点进行强化药物治疗或选择CABG。

5.CFR的定义是什么?为什么可重复性比较低?

冠脉血流储备(coronary flow reserve, CFR)是指冠状动脉接近最大程度扩张时,冠脉血流量(coronary blood flow, CBF)或心肌血流量(myocardial blood flow, MBF)与静息状态下相应指标的比值,反映了冠脉循环潜在的供血能力,是测量整个冠脉系统储备功能的整体指标测量CFR受患者心率和血压的影响,因此,其重复性也相应地受到了影响。

6.PCI术后FFR的指导策略是什么?

PCI术后即刻测量FFR,数值越高,再次血运重建率越低。

理想数值是裸金属支架术后FFR达到0.94以上;药物洗脱支架术后FFR达到0.90以上;药物洗脱球囊术后数值达到0.85以上;生物可吸收支架暂无数据支持。

另外跨支架的压力阶差也可以反映支架放置的效果,采用压力导丝进行连续回撤,跨支架的FFR梯度最佳临界值为<0.04。

弥漫病变、串联病变PCI术后采用压力导丝进行连续回撤,最佳压力阶差跳跃为<5mmHg。

十四、IMR补充知识

INOCA的定义及分型如何?

INOCA:具有可疑缺血相关症状(心绞痛),但经CAG检查没有发现阻塞性冠脉狭窄的疾病,定义为缺血伴非阻塞性冠脉疾病。

(1)微血管性心绞痛:是指微血管功能障碍引起心肌缺血导致的心绞痛。

(2)血管痉挛性心绞痛:是指由血管舒缩异常引起短暂性心外膜冠脉阻塞导致的心肌缺血进而引发的心绞痛。

(黄进勇　孙佩伟)

中英文缩略表

英文缩写	英文全称	中文全称
ACS	acute coronary syndrome	急性冠脉综合征
AO	aorta	主动脉
AMI	acute myocardial infarction	急性心肌梗死
APTT	activated partial thromboplastin time	活化部分促凝血酶原激酶时间
ALT	alanine aminotransferase	丙氨酸转氨酶
AST	aspartate aminotransferase	天冬氨酸转氨酶
BUN	blood urea nitrogen	血尿素氮
BMS	bare metal stent	裸金属支架
CT	computed tomography	电子计算机断层扫描
caFFR	coronary angiography-derived fractional flow reserve	冠脉造影血流储备分数
CFD	computational fluid dynamics	计算流体力学
CABG	coronary artery bypass graft	冠状动脉旁路移植
CFR	coronary flow reserve	冠状动脉血流储备
CTO	coronary chronic total occlusion	冠状动脉慢性完全闭塞
caDPR	coronary angiography-derived diastolic pressure ratio	基于冠脉造影的血管舒张期压力比值
CCTA	coronary artery CT angiography	冠状动脉CT造影
CRA	cranial	头位
CAU	caudal	足位
CK	creatine kinase	肌酸激酶
Cr	creatinine	肌酐
CK-MB	creatine kinase, MB form	肌酸激酶同工酶MB
CBF	coronary blood flow	冠状动脉血流量
caIMR	coronary angiography-derived index of microcirculatory resistance	冠脉造影微循环阻力指数
DES	drug eluting stents	药物涂层支架
dPR	diastolic blood pressure ratio	舒张压比
DFR	diastolic hyperemia-free ratio	舒张期无充血比率
DBIL	direct bilirubin	直接胆红素

英文缩写	英文全称	中文全称
DSA	digital subtraction angiography	数字减影血管造影
FFR	fractional flow reserve	冠脉血流储备分数
FIB	fibrinogen	纤维蛋白原
FT3	free triiodothyronine	游离三碘甲状腺原氨酸
FT4	free thyroxine	血清游离甲状腺素
GGT	γ-glutamyl transpeptidase	γ-谷氨酰转肽酶
HGB	hemoglobin	血红蛋白
HCT	hematocrit	红细胞比容
HbA1c	glycated hemoglobin A1c	糖化血红蛋白 A1c
HBR	high bleeding risk	高出血风险
HDL-C	high density lipoprotein cholesterol	高密度脂蛋白胆固醇
IVUS	intravenous ultrasound	血管内超声
iFR	instantaneous wave-free ratio	瞬时无波形比率
IVSD	interventricular septal thickness at diastole	室间隔厚度
IMR	index of microcirculatory resistance	微循环阻力指数
INOCA	ischaemia with non obstructive coronary arteries	缺血伴非阻塞性冠脉疾病
ISR	in-stent restenosis	支架内再狭窄
JBT	jailed balloon technique	拘禁球囊技术
LAD	left anterior descending	前降支
LCX	left circumflex	回旋支
LA	left atrium	左房
LV	left ventricle	左室
LVEF	left ventricular ejection fraction	左室射血分数
LAO	left anterior oblique	左前斜位
LDL-C	low density lipoprotein cholesterol	低密度脂蛋白胆固醇
LVPW	left ventricular posterior wall	左室后壁
LM	left main	左主干
MACE	major adverse cardiac events	主要不良心脏事件
MINOCA	myocardial infarction with non-obstructive coronary atherosclerosis	冠状动脉非阻塞性心肌梗死
MCV	mean corpuscular volume	平均红细胞体积
MCH	mean corpuscular hemoglobin	平均血红蛋白含量
MCHC	mean corpuscular hemoglobin concentration	平均红细胞血红蛋白浓度
MACCE	main adverse cardiovascular and cerebrovascular events	主要不良心脑血管事件
MLA	minimum lumen area	最小管腔面积

续表

英文缩写	英文全称	中文全称
MBF	myocardial blood flow	心肌血流量
NSTEMI	non-ST elevation myocardial infarction	非ST段抬高的心肌梗死
OCT	optical coherence tomography	光学相干断层成像技术
PCI	percutaneous coronary intervention	经皮冠状动脉介入治疗
PLT	blood platelet	血小板
PT	prothrombin time	凝血酶原时间
PT-INR	prothrombin time international normalized ratio	凝血酶原时间国际标准化比值
PTCA	percutaneous coronary angioplasty	经皮冠状动脉球囊血管成形术
POT	proximal optimization technique	近端优化技术
PS	provisional stenting	即兴支架技术
QFR	quantitative flow ratio	定量血流分数
RA	right atrium	右心房
RA	rotational atherectomy	冠状动脉内旋磨术
RCA	right coronary artery	右冠状动脉
RV	right ventricle	右心室
RAO	right anterior oblique	右前斜位
RFR	resting full-cycle ratio	静息全循环比
RBC	red blood cell	红细胞
STEMI	ST-segment elevation myocardial infarction	ST段抬高型心肌梗死
TBIL	total bilirubin	总胆红素
TC	total cholesterol	总胆固醇
TG	triglyceride	甘油三酯
TSH	thyroid stimulating hormone	促甲状腺素
URIC	uric acid	尿酸
WBC	white blood cell	白细胞

（郭一凡　孙佩伟）